Johannes Randolf

KÖRPERLOGIK VERSTEHEN

Johannes Randolf

KÖRPERLOGIK VERSTEHEN

Der Schlüssel zu dauerhafter Gesundheit, Beweglichkeit und Schmerzfreiheit

riva

Bibliografische Information der Deutschen Nationalbibliothek
Die Deutsche Nationalbibliothek verzeichnet diese Publikation in der Deutschen Nationalbibliografie. Detaillierte bibliografische Daten sind im Internet über https://dnb.de abrufbar.

Für Fragen und Anregungen:
info@m-vg.de

Wichtiger Hinweis
Dieses Buch ist für Lernzwecke gedacht. Es stellt keinen Ersatz für eine individuelle medizinische Beratung dar und sollte auch nicht als solcher benutzt werden. Wenn Sie medizinischen Rat einholen wollen, konsultieren Sie bitte einen qualifizierten Arzt. Der Verlag und der Autor haften für keine nachteiligen Auswirkungen, die in einem direkten oder indirekten Zusammenhang mit den Informationen stehen, die in diesem Buch enthalten sind.

Ausschließlich zum Zweck der besseren Lesbarkeit wurde auf eine genderspezifische Schreibweise sowie eine Mehrfachbezeichnung verzichtet. Alle personenbezogenen Bezeichnungen sind somit geschlechtsneutral zu verstehen.

Originalausgabe
3. Auflage 2026

Türkenstraße 89
80799 München
Tel.: 089 651285-0

Redaktion: Desirée Šimeg
Fotos: Christian Hofer und Richard Kirchner, außer: S. 37 Brald Bralds, S. 88 Blitzkinder Fotografie e.U., Andrea Mühlbachler, S. 128, 130 Hongwei Tang, S. 203 Markus Schneeberger
Illustrationen und Grafiken: Danijela Tolanov-Vogel
Umschlaggestaltung: Manuela Amode
Satz: Carsten Klein, Torgau
Druck: GGP Media GmbH, Pößneck
Printed in Germany

ISBN Print 978-3-7423-0625-8
ISBN E-Book (PDF) 978-3-7453-0071-0
ISBN E-Book (EPUB, Mobi) 978-3-7453-0072-7

Inhalt

3. Der Körperlogik auf der Spur

Vorwort von Dr. Helmut Fliesser

Es gibt unzählige Gründe, sich seiner Gesundheit anzunehmen. Auf wunderbare Art und Weise ist es Johannes Randolf gelungen, sich diesem Thema zu nähern und Ideen vieler Therapiegenossen kongenial mit seinem eigenen Wissen und seinen Erfahrungen zu verknüpfen. Mit jeder Zeile in diesem Buch spüre ich sein tägliches Engagement bei der Betreuung der ihm mit ihren Problemen und Wehwehchen anvertrauten Menschen. Diese Leidenschaft, zu helfen und Gesundheit zu finden, macht es jedoch allein nicht aus. Es braucht auch einen enormen Erfahrungsschatz, der Johannes Randolf seine Sichtweise zum Thema Gesundheit so beschreiben lässt, wie er es hier auf einfühlsame Weise tut.

Der Begriff Körperlogik ist in unserer noch immer sehr mechanistisch denkenden westlichen Welt eine durchaus atemberaubende Wortschöpfung, die ein vernetztes kybernetisches Weltbild fordert. Und genau diese biologisch-systemische Sichtweise beim Thema Gesundheit sollten Sie hier zulassen. Sie werden damit den Autor und sein Buch verstehen und die Erkenntnisse für sich verwenden können.

Als Orthopäde beruflich und als Bewegungsmensch privat habe ich große Freude an den verblüffenden Tipps und Tricks hinsichtlich der vielfältigen Probleme des Bewegungsapparats, die der Autor so leicht verständlich beschreibt. Man sagt: »In kleinen Dingen steckt oft ein großes Wissen.« Abgewandelt könnte man sagen: »Einfache Maßnahmen haben oft große Auswirkungen.« Und das hat der Autor über viele Jahre hinweg in seiner Praxis und bei seinen Seminaren eindrucksvoll gezeigt.

Viele Patienten konnten durch die hier beschriebenen Maßnahmen schon Beschwerden verringern und ihre Lebensqualität verbessern. Einige wurden schlagartig beschwerdefrei, einige waren zu Tränen gerührt, weil sie lernten – vom Autor begleitet – mit einfachsten Handgriffen, Körperübungen oder kleinen Veränderungen im Alltag die Intelligenz ihres Körpers zu unterstützen.

Johannes Randolf ist ein Wissender und ein Könner, und das lässt sich aus jedem Kapitel seines Buchs herauslesen. Ihnen wünsche ich, dass Sie mit jedem Atemzug und jeder Bewegung durch das Wissen und Können, das in diesem Buch vermittelt wird, Ihren eigenen Gesundheitstraum verwirklichen können.

Dr. Helmut Fliesser
Facharzt für Orthopädie und orthopädische Chirurgie, Sportorthopädie
Privatklinik Diakonissen Linz

Vorwort von Hans Meirhofer

In allen westlichen Gesellschaften sind wir nahezu denselben Informationen aus Zeitungen, Büchern, Zeitschriften, Radio, Fernsehen und Internet ausgesetzt. Nicht so sehr die Informationen sind bestimmend, vielmehr macht deren individuelle Interpretation den Unterschied aus. Manche Menschen können Informationen zu ihrem Vorteil nutzen, andere bleiben in ihren alten Vorstellungen und Werten verhaftet. Ich wünsche Ihnen, dass Sie die Informationen in diesem Buch für sich nutzen – sie können und werden Ihr Leben verändern!

Im menschlichen Körper gibt es zwei wesentliche Erfordernisse, um Gesundheit und Wohlbefinden zu erhalten: Information und Kommunikation. Ich weiß nicht genau, welches Kommunikationsmittel Sie nutzen, aber ich weiß, dass Ihr rechter Fuß und Ihr linker Fuß in einer Sekunde eine Riesenmenge an Informationen austauschen und dass die Qualität dieses Austausches es Ihnen erlaubt, sich aufrecht zu halten, zu gehen oder einen Marathon zu laufen. Ohne die geringste Intervention Ihres Bewusstseins sind 300 Muskeln in der Lage, zu kommunizieren und sich abzustimmen, um der Schwerkraft zu trotzen. Wenn Sie einmal darüber nachdenken, stellen Sie bestimmt ebenso wie ich fest, welch wunderbares Beispiel von Intelligenz und herzlichem Einvernehmen das ist.

Das Buch, das Sie gerade in den Händen halten, stellt die Prinzipien im menschlichen Organismus in verständlicher, kompetenter und vor allem alltagstauglicher Form dar. Vor nicht allzu langer Zeit glaubten die Menschen, die Erde sei eine Scheibe. Bis ein paar »revolutionäre« Menschen daherkamen und begannen, mit ihren Schiffen über den Horizont hinauszufahren – und sie entdeckten neue Welten und Möglichkeiten. Das Weltbild hatte sich verändert und damit alles andere auch. Ähnlich verhält es sich mit dem Bild, das viele Leute vom menschlichen Organismus haben: Selbst in Expertenkreisen glauben noch viele, der Mensch sei eine Maschine, bei der man einfach an ein paar Stellschrauben drehen oder ein paar Teile austauschen muss, und alles ist wieder in Ordnung. Wie man den Organismus füttere, sei ohnehin egal, und dass unsere Gedanken unsere Zellen beeinflussen könnten – was für ein Humbug!

Johannes Randolf ist ebenfalls ein »revolutionärer« Mann und dieses Buch wird – nein, es muss – in Ihrem gesundheitlichen Interesse Ihr Weltbild verändern. Jeder Mensch will sich wohlfühlen, will gesund sein, und doch geht dieser Wunsch für viele Menschen oft nicht in Erfüllung. Ganz im Gegenteil, oft ist das Erste, was Menschen aufgeben, wenn sie fit werden wollen, ihre Gesundheit. Warum ist das so? Diese Frage beschäftigte mich schon sehr früh in meiner Tätigkeit als Osteopath. Nach über 40 Jahren Arbeit mit Tausenden von Menschen kann ich eines mit Gewissheit sagen: Der Unterschied in der Lebensqualität liegt oft darin, wie wir denken, wie wir Dinge sehen, wie wir Zusammenhänge verstehen und erkennen – oder dies eben nicht tun.

Ich danke dir, Johannes, für dieses Buch. Denn du gibst den Menschen damit die Chance, diese Zusammenhänge zu verstehen. Außerdem bin ich sehr glücklich, dass wir uns damals kennengelernt haben. Ich weiß, dass sich das Leben der Menschen, die dieses Buch lesen und die Erkenntnisse anwenden, verbessern wird. Im Grunde sind wir alle auf dieser wunderschönen Welt, um mit dem, was wir können, das Leben anderer Menschen besser zu machen.

Lesen Sie bitte dieses Buch – immer wieder – und machen Sie es sich zur Gewohnheit, gesund und glücklich zu sein!

Hans Meirhofer
www.meirhofer.com

Einleitung

Bevor Sie dieses Buch in die Hand genommen haben, kamen Ihnen vielleicht Gedanken wie diese: »Schon wieder ein Gesundheitsbuch? Gibt es denn wirklich noch etwas Neues? Oder ist dieses Buch – wieder mal – eine Neuauflage von bereits veröffentlichten Informationen?« Ich kann Ihre Skepsis nachvollziehen, denn der Buchmarkt ist in den letzten Jahren mit Büchern zum Thema Gesundheit geradezu überschwemmt worden. Natürlich ist es dann sehr schwierig zu erkennen, welches Buch wirklich Neues und vor allem Umsetzbares bietet, und welches kaum mehr als eine Zusammenfassung anderer Publikationen ist.

Ich wage jedoch zu behaupten, dass Sie die in *Körperlogik verstehen* enthaltenen Informationen entweder noch nie gehört oder nicht in ihrer gesamten Tragweite verstanden haben. Ich bin deshalb so verwegen, diese Mutmaßung anzustellen, weil viele dieser Informationen einem Wissen entspringen, welches bisher nur für gewisse medizinisch tätige Gruppen gedacht war, vor allem bestimmte Ärztegruppierungen wie den Doctor of Chiropractic. Dieses Wissen habe ich in meiner Ausbildung zum Physiotherapeuten nie erfahren, da es nicht Teil der klassisch schulmedizinischen Ausbildung ist.

Der Grund hierfür könnte nicht zuletzt ein wirtschaftlicher sein, denn die Gesundheitsbranche ist ein ungeheuer großer und mächtiger Wirtschaftsfaktor. Fast nichts beschäftigt Menschen so sehr wie ihre Gesundheit und ihr Wohlbefinden, doch viele verschiedene Industriezweige leben vom Kranksein. Da könnte eine erhöhte Gesundheitskompetenz der Patienten durchaus unerwünscht sein.

Ich persönlich hatte das Glück, in den letzten drei Jahrzehnten Menschen zu treffen und mit ihnen arbeiten zu dürfen, die mir ihr Wissen weitergaben. Diesen Menschen habe ich zu einem großen Teil den Erfolg meiner Praxis und meiner Seminare zu verdanken.

In den letzten 20 Jahren habe ich Tausende Patienten in meiner Praxis und viele Menschen bei meinen Vorträgen und Seminaren getroffen. Im Laufe dieser Zeit hat sich ein Aspekt sehr stark verändert: Die Menschen sind nicht mehr bereit, sich mit einmal gestellten Diagnosen oder Therapien zufriedenzugeben. Der Wunsch nach einem besseren Verständnis der Zusammenhänge im Körper und somit dem Verständnis der eigenen Gesundheit nimmt stetig zu. Die Menschen hinterfragen kritischer, was mit ihnen geschehen soll. Der Wunsch, ihre Gesundheitskompetenz wiederzuerlangen, wächst. Das kann unter Umständen für Menschen, die im medizinischen Bereich arbeiten, ungemütlich sein, denn dadurch wird es plötzlich notwendig, mehr zu argumentieren und zu erklären. Nur wenn der Mensch versteht, kann er sich wirklich entscheiden. Nichtwissen verurteilt zu Passivität – und in diesem Fall zum Verlust der Gesundheitskompetenz.

In der konventionellen Medizin scheint der Patient leider häufig immer noch unmündig und nicht berechtigt zu sein, über seine eigene Gesundheit zu bestimmen. Um die eigene Gesundheitskompetenz guten Gewissens nutzen zu können, benötigt man jedoch spezifisches Wissen. Aus diesem Grund habe ich mich entschlossen, dieses Buch zu schreiben. Mein Wunsch ist, dass es Ihnen hilft, Ihren Körper und dessen Logik besser zu verstehen und somit Beschwerden und Schmerzen zu vermindern beziehungsweise vorzubeugen.

Nachdem Sie *Körperlogik verstehen* gelesen haben, verfügen Sie über

- neues Wissen über die Zusammenhänge von Muskeln, Gelenken, Organen und Zellen im menschlichen Körper und damit ein besseres Verständnis der Körperlogik,

- einen Eindruck von der einzigartigen Einheit des menschlichen Körpers und
- die Möglichkeit, Ihre Gesundheit selbst in die Hand zu nehmen, und damit mehr Unabhängigkeit von Therapeuten und Ärzten.

Bevor Sie anfangen zu lesen, muss ich allerdings als Erstes eine Warnung aussprechen: Durch das hier gebotene Wissen sind Sie ab sofort mehr in Ihrer Selbstverantwortung gefordert. Sie verpflichten sich, sich aktiv um Ihre Gesundheit zu kümmern und nicht mehr alle Entscheidungen anderen zu überlassen. Denken Sie immer daran:

Gesundheit ist auch ein Resultat Ihrer Entscheidungen.

Ich wünsche Ihnen ein gesundes und glückliches Leben!

Johannes Randolf

Bedienungsanleitung für dieses Buch

In *Körperlogik verstehen* erfahren Sie viele spannende Details, wie Sie die Körperlogik nutzen können, um Ihre Gesundheit zu genießen. Sie werden lernen zu verstehen, wie Ihr Körper funktioniert und mit welchen Mechanismen er arbeitet. Damit Sie den vollen Nutzen des Buchs ausschöpfen können, möchte ich Ihnen jedoch zunächst dessen Aufbau erklären:

Im ersten und zweiten Kapitel erläutere ich den Istzustand des Gesundheits- beziehungsweise Krankheitsverständnisses aus meiner Sicht sowie aus der Sicht vieler Menschen, die ich bei Seminaren und in meiner Praxis getroffen habe.

Das dritte Kapitel begibt sich auf die Spur der Körperlogik. Hier erhalten Sie spannende und wertvolle Informationen darüber, wie Ihr Körper funktioniert und wie er stets versucht, Sie in Ihrer Gesundheit zu unterstützen.

Im vierten Kapitel geht es darum, die Informationen aus dem zweiten Kapitel in der Praxis zu nutzen. Hier erhalten Sie wertvolle Tipps, wie Sie Ihr Leben in Zukunft gesünder gestalten können, und erlernen einfache, umsetzbare Techniken. Ich erkläre die Entstehung von Gewohnheiten und zeige Ihnen, wie Sie es schaffen, alte Gewohnheiten, die Ihrer Gesundheit nicht zuträglich sind, abzubauen und stattdessen neue, gesunde Gewohnheiten aufzubauen. Mithilfe des GIEB-Prinzips können Sie es schaffen, erfolgreich gesund zu werden.

Meine eigene Gesundheitserfolgsgeschichte: In jeder Verletzung liegt eine Chance

Schon früh war ich von Filmen mit Fred Astaire und Gene Kelly fasziniert. Das war für mich auch der Grund, im Alter von 15 Jahren mit dem Tanzen zu beginnen. Nach meinem Schulabschluss ermöglichten mir meine Eltern meinen großen Traum: eine Ausbildung zum zeitgenössischen Tänzer im Ausland. Doch leider musste ich sie bereits nach einem Jahr verletzungsbedingt abbrechen. Ich hatte in meiner rechten Leistenbeuge eine diagnostizierte chronische Entzündung des Hüftbeugers (*Musculus iliopsoas*) aufgrund einer zu schwachen Bauch- und Hüftbeugemuskulatur. Trotz langwieriger Therapie und zahlreicher Arztbesuche konnte ich keine Verbesserung erzielen.

Ich kehrte niedergeschlagen nach Österreich zurück und begann mit der Ausbildung zum Physiotherapeuten. Im Rahmen der Ausbildung muss man eine Reihe von Praktika absolvieren. Eines davon brachte mich zu dem Osteopathen Hans Meirhofer nach Wels. Er war und ist ein sehr charismatischer Mensch, der stets danach strebt, einen offenen Geist zu bewahren. Sein Motto könnte lauten: »Bleib stets geistig wachsam und kritisch, und glaub nicht alles, was du liest, hörst und siehst, sondern hinterfrage es, und sieh, ob es für dich stimmt.«

Gemäß diesem Motto untersuchte er meine Leiste und die umliegende Muskulatur, kam jedoch zum gleichen Ergebnis wie die Ärzte und Therapeuten zuvor: chronische Entzündung des Hüftbeugers.

Die folgende Therapie sah allerdings völlig anders aus als bisherige Therapieformen. Ich musste mich in eine verschraubte Position legen (diese nannten wir später »Meerjungfrau«, siehe auch Seite 104). Nachdem ich in dieser Verschraubung etwa zwei Minuten gelegen war, konnte ich das erste Mal nach fast drei Jahren völlig schmerzfrei mein Bein heben. Mein Erstaunen war sehr groß, vor allem aufgrund der scheinbar einfachen und schnellen Lösung.

Dieses Erlebnis war der Beginn meiner Neugier, die Körperlogik genau zu studieren und zu verstehen. Ich lernte, dass es auf die Sichtweise ankommt, also von welchem Standpunkt aus man den Körper und auch ein Problem betrachtet. Auf meinem Weg habe ich immer wieder Menschen getroffen, die ein ähnliches Schicksal erleiden mussten wie ich. Aufgrund körperlicher Beschwerden mussten sie ihr Leben umkrempeln und ihren Lebenstraum aufgeben. Vielen dieser Menschen konnte ich helfen, mitunter mit den gleichen einfachen Mitteln, wie ich sie selbst erfahren hatte.

Im Laufe der letzten 20 Jahre habe ich einige wundervolle Menschen und Lehrer getroffen, die mir unterschiedliche Sichtweisen auf den menschlichen Körper eröffneten, wodurch sich mein therapeutischer Horizont sehr stark erweiterte. Das Wichtigste war und ist, den Menschen als Einheit zu sehen und sich nicht nur auf den Ort des Schmerzes zu konzentrieren, sondern sich auf die Suche nach der Ursache zu begeben.

Mithilfe der Körperlogik kann man die »Schleichwege« und Ausgleichsmechanismen, die jeder Körper im Laufe der Jahre entwickelt, nachvollziehen und therapeutisch nutzen. Der menschliche Körper ist nicht furchtbar kompliziert, sondern funktioniert nach einem ganz simplen Prinzip: Alles im Körper – alle Muskeln, Organe und Zellen – arbeitet als Verbund, um eventuelle Probleme und Schwächen auszugleichen. Ziel ist stets, dass es dem »Körperbesitzer« gut geht. Es geschieht somit nichts, ohne den gesamten Körper zu beeinflussen. Alles, was man tut, und auch alles, was man unterlässt, hat einen Einfluss auf den ganzen Körper, den ganzen Menschen.

Sie kennen vielleicht den Spruch: »Sucht man nach Krankheit, wird man Krankheit finden. Sucht man Gesundheit, so wird man Gesundheit finden.« Seit nunmehr fast zwei Jahrzehnten bin ich gemeinsam mit meinem wundervollen Lehrerteam meines therapeutischen Ausbildungskonzepts NCMT auf der Suche nach Gesundheit. Manchmal ist sie etwas versteckt, doch sie ist da und wartet darauf, entdeckt zu werden. Mit meinen Vorträgen, den Seminaren und der therapeutischen Ausbildung, welche ich für Masseure und Therapeuten anbiete, versuche ich, mein Wissen an so viele Menschen wie möglich weiterzugeben. Dieses Buch ist ein weiterer wichtiger Schritt, um es noch weiter zu verbreiten.

Ihr Körper trägt ein großes Wissen und eine unglaubliche Logik in sich. Wenn Sie beginnen, sie zu verstehen und ihr zu folgen, haben Sie die Möglichkeit, Ihre Gesundheit positiv zu beeinflussen. Sie werden erkennen, dass es mitunter nicht schwierig ist, den Körper vor Schmerzen zu bewahren, und dass es auch einfachere Lösungen gibt, sich des Schmerzes zu entledigen, als viele uns glauben machen wollen.

Ich habe durch meine Verletzungen (es gab mehr als die oben beschriebene) sehr viel erfahren und verstanden, und das möchte ich Ihnen in diesem Buch weitergeben. Ich bin dankbar für jede einzelne, denn meine Verletzungen brachten mich stets auf einen sehr spannenden Weg der Erkenntnis. Ohne diese Erfahrungen wäre ich weder beruflich noch privat dort, wo ich heute stehe. Ich bin fest davon überzeugt, dass in jeder Verletzung, in jedem Schmerz, eine Chance verborgen liegt, nämlich die, seine Situation neu zu überdenken und vielleicht neue (Denk-)Wege einzuschlagen. So wie Gene Kelly in »Singin' in the Rain« im schlimmsten Regenwetter vor Freude tanzt, während alle anderen Menschen schnell das Weite suchen. Es kommt auf die Sichtweise an, und darauf, was man aus bestimmten Situationen macht, und wie man mit Problemen und Konflikten umgeht.

1.

ERFOLGREICH KRANK

Erfolgreich krank in sieben Tagen: ein Rezept der anderen Art

In der Praxis erlebe ich täglich Menschen, die ihre Gesundheitskompetenz über Jahre hinweg ungenutzt ließen, sie anderen überließen oder sich schlichtweg gar nicht mit ihrer Gesundheit beschäftigt hatten. Dann plötzlich kam ein Moment, in dem der Körper nicht mehr als angenehm empfunden wurde und es zu Beschwerden oder Schmerzen kam. Zu diesem Zeitpunkt stellten diese Menschen fest, dass sie sich jahrelang nicht genug um ihre Gesundheit gekümmert hatten und ihr Lebensstil und ihre Lebensweise Schritt für Schritt in Richtung Krankheit gegangen waren. Sie waren »erfolgreich krank« geworden.

Daher möchte ich Ihnen in diesem Kapitel einige grundsätzliche Gedanken und meine Sichtweise von Gesundheit darlegen, in der Hoffnung, dass ich Sie davon überzeugen kann, Ihre Gesundheitskompetenz (neu) zu entdecken oder zu verstärken.

Niemand außer Ihnen selbst kann und wird sich so intensiv und erfolgreich mit Ihrer Gesundheit beschäftigen, wie Sie es selbst tun können.

Sie werden sich jetzt vermutlich fragen, warum ich ein Rezept für den Verlust von Gesundheit und die Erlangung von Krankheit gebe. Was auf den ersten Blick paradox erscheint, soll Ihnen ein paar grundlegende Fakten über die Mechanismen der Krankheitsentstehung näherbringen.

Zutaten des Krankheitsrezepts

- Beschäftigen Sie sich kontinuierlich mit den negativen Aspekten Ihres Lebens.

- Ernähren Sie sich so, dass Sie übersäuert werden und der Körper nicht genug essenzielle Nährstoffe bekommt, das heißt konsumieren Sie am besten Pizza, Fertigkost, konservierte Speisen, kohlensäurehaltige Getränke und Süßigkeiten und vermeiden Sie Obst und Gemüse.
- Bewegen Sie sich nur so viel, wie es gerade nötig ist, um alle täglichen Erledigungen zu tätigen – machen Sie keinen Sport.
- Vermeiden Sie Drehbewegungen in der Wirbelsäule.
- Atmen Sie nicht tief ein, sondern immer nur flach.
- Trinken Sie kein oder nur sehr wenig Wasser und erhöhen Sie stattdessen die Zufuhr von Kaffee, Schwarztee, gezuckerten Limonaden und Alkohol.
- Verbringen Sie Ihre Freizeit in geschlossenen Räumen, vor dem Fernseher oder dem Computer.
- Nehmen Sie bei jedem aufkeimenden Unwohlsein Medikamente, um die Symptome schnell und unkompliziert zu beseitigen.
- Vermeiden Sie soziale Kontakte.
- Lesen Sie abends nur Horrorgeschichten, Thriller oder ähnlich Aufwühlendes.

Folgen Sie diesem Krankheitsrezept, dann Sie fühlen sich spätestens nach sieben Tagen unwohl oder sogar krank!

Was kommt Ihnen in den Sinn, wenn Sie dieses Rezept lesen? Kennen Sie Menschen, die nach diesem oder einem ähnlichen Rezept leben? Auch wenn das Krankheitsrezept stark übertrieben scheint, so hat es doch einen wahren Kern. Denn immer mehr Menschen befolgen – zumindest teilweise – diese »Anweisungen«, und es geht für sie Schritt für Schritt gesundheitlich bergab: Die Ernährung driftet stark in Richtung Fastfood ab, Regenerationszeiten werden vor dem PC oder dem TV verbracht, reale soziale Kontakte werden durch virtuelle Freunde in sozialen Netzwerken ersetzt. Das ganze Leben ist geprägt von Terminen, die Stress erzeugen. Um zu überleben, müssen wir das Haus heutzutage gar nicht mehr verlassen. Dank Internet und diverser Bestellservices können wir uns alles Erforderliche nach Hause liefern lassen. Unser Leben wird mehr und mehr virtualisiert und denaturalisiert.

Diese Entwicklung hat großen Einfluss auf den menschlichen Körper. Er wird langsam vom Bewegungsapparat zum Stillstand- oder besser noch Stillsitzapparat und dient nur noch als Behälter.

Jetzt fragen Sie vielleicht: »Schon nach sieben Tagen wird der Körper krank?« Diese Frage muss ich mit einem klaren Ja beantworten. Innerhalb von sieben Tagen würde ein gesunder Mensch messbar den Pfad der Gesundheit verlassen, wenn er dem oben angeführten Rezept folgt. Müdigkeit ist meist das erste Anzeichen, gepaart mit Antriebslosigkeit. Dann kommt die gesteigerte Lust nach Süßem, stärker Gewürztem und nach mehr Fettgehalt in der Nahrung, da sich die Geschmacksnerven umstellen und immer mehr Reiz brauchen, um den Geschmack zu empfinden. Es entsteht ein Teufelskreis, der unter Umständen in Schmerzen endet. Was wenige wissen: Zu viel Zucker kann bei vielen Menschen Beschwerden wie etwa Rücken- oder Kopfschmerzen auslösen. Der Grund hierfür liegt in der Übersäuerung und der daraus resultierenden Muskelschwäche, was zur Folge hat, dass die Bandscheiben nicht ausreichend muskulär gestützt werden können.

Sie spüren die Konsequenz aus einem Fehlverhalten oft nicht sofort, da die Auswirkungen lange schleichend und unbemerkt verlaufen. Wenn Sie sie realisieren, sind diese also meist schon ziemlich lange in Ihrem Körper aktiv. Die gute Nachricht: Wenn Sie sich völlig entgegengesetzt zu diesem Rezept verhalten, bewegen Sie sich in großen Schritten in Richtung Gesundheit!

Was immer Sie tun, hat Einfluss auf Ihre Gesundheit. Was immer Sie unterlassen, hat ebenfalls Einfluss auf Ihre Gesundheit.

Gesundheit - eine Illusion?

Bei meinen Seminaren stelle ich meist die Frage, was es für die Teilnehmer bedeute, gesund zu sein. Die einstimmige Antwort lautet: »Ich bin gesund, wenn mir nichts wehtut und ich nicht krank bin.« Das bedeutet, dass viele Menschen Gesundheit nur über die Abwesenheit von Krankheit und Schmerz definieren. Liest man die Definition von Gesundheit in der Verfassung der Weltgesundheitsorganisation (WHO), ist jedoch sofort klar, dass Gesundheit mehr bedeutet: »Gesundheit ist ein Zustand vollständigen physischen, geistigen und sozialen Wohlbefindens, der sich nicht nur durch die Abwesenheit von Krankheit oder Behinderung auszeichnet.«

Das individuelle Gesundheitsgefühl wird dabei zu einem großen Teil über das persönliche Wohlbefinden definiert und ist somit nicht für jeden Menschen gleich. Das bedeutet: Was für den einen gesund ist, ist für den anderen eventuell noch weit von dessen persönlichem Gesundheitsgefühl entfernt. Ich habe beispielsweise Menschen gesehen, die sich nur dann gesund fühlen, wenn sie täglich Sport treiben und sich auf einen Marathon oder einen ähnlichen Wettkampf vorbereiten können.

Das heißt, man muss die Gesundheit jedes Einzelnen differenziert beurteilen. Ärzte und Angehörige aller anderen Gesundheitsberufe sollten für jeden Patienten eine individuelle Therapie wählen und nicht bei scheinbar identischen Beschwerden sofort ein und dieselbe Therapie verordnen oder anwenden.

Gesundheit ist kein Zustand, sondern ein sich ständig verändernder Prozess.

Während Sie diese Zeilen lesen, arbeiten Billionen von Zellen in Ihrem Körper an Ihrem persönlichen Wohlbefinden. In jeder Sekunde Ihres Daseins repariert Ihr Körper kleinere Verletzungen, die Sie sich manchmal auch unbewusst zugezogen haben. Er kämpft gegen Eindringlinge wie Bakterien und gleicht einen (durch Stress und/oder schlechte Ernährungsgewohnheiten ausgelösten) Säureüberschuss im Darm aus, indem er basische Stoffe vermehrt bereitstellt. Kurzum: Ihr Körper arbeitet ständig daran, dass es Ihnen gut geht und Sie sich wohlfühlen. Ausgehend von der Annahme, dass Gesundheit ein Prozess ist, bedeutet das auch, dass Sie zu jedem Zeitpunkt in diesen Prozess eingreifen und Ihre Gesundheit beeinflussen können. Sie können die Billionen Zellen in jedem Moment aktiv unterstützen – Sie müssen sich nur dafür entscheiden.

Vorbeugung ist einfach - Heilung ist schwierig(er)

Sollten Sie sich über einen längeren Zeitraum unwohl fühlen, ist dies ein Signal Ihres Körpers, dass er es nicht mehr allein schafft, Ihre Gesundheit zu sichern. Er benötigt Ihre aktive Unterstützung. Wenn Sie dann sofort handeln und Ihrem Körper das geben, was er braucht, können Sie schwerwiegenderen Folgen vorbeugen und auf Dauer gesund bleiben. Sollten Sie die Signale hingegen zu oft und zu lange übersehen, kann es zu einer bedeutend schwierigeren Situation kommen: Ihr Körper muss geheilt werden.

Wenn Sie Ihrem Körper die notwendige Aufmerksamkeit schenken, können Sie kleinere Beschwerden bereits frühzeitig abfangen und es kommt nicht immer zum gesundheitlichen Super-GAU. Mit einer Heilung ist hingegen meist mehr Zeitaufwand verbunden als mit der Vorbeugung. Wenn irgendetwas über einen längeren Zeitraum hinweg nicht richtig funktioniert, baut der menschliche Körper eine Reihe von Kompensationsmechanismen auf. Diese wieder abzubauen, nimmt sehr viel Zeit in Anspruch.

Womöglich denken Sie gerade: »Prävention ist aber total schwer! Ich muss ständig daran denken, meinem Körper Gutes zu tun, ihm dieses und jenes zu geben.« Das trifft aber nur dann zu, wenn Sie bereits sehr viele krankmachende Gewohnheiten aufgebaut haben. Ab

Seite 174 gebe ich Ihnen einige Tipps, wie Sie schlechte Gewohnheiten ablegen und gute Gewohnheiten aufbauen können. Keine Frage, je mehr schlechte Gewohnheiten Sie haben, desto größer ist die Herausforderung. Der Lohn für die Anstrengung ist jedoch unbezahlbar: mehr Vitalität und Lebensfreude.

Woher kommen plötzliche Probleme?

Immer wieder kommen Menschen zu mir in die Praxis, die bei einer bestimmten Bewegung, die sie bereits zuvor unzählige Male ohne Probleme ausgeführt haben, plötzlich Schmerzen bekommen. In ihren Augen hat ihr Körper »ganz plötzlich« etwas verändert, wodurch er eine bestimmte Bewegung nicht mehr toleriert, und das scheinbar ohne Grund oder Auslöser. Die eigentliche Ursache der Schmerzen ist in diesen Fällen häufig, dass eben diese Bewegung zu oft mit dysbalancierter Muskulatur ausgeführt wurde. Aufgrund eines muskulären Ungleichgewichts war die normale Bewegung nicht möglich und der Körper schaltete die sogenannte Hilfsmuskulatur hinzu, um das Ungleichgewicht auszugleichen.

Unsere Muskulatur ist so ausgebildet, dass sie Bewegungen ohne Probleme Hunderte, ja sogar Tausende Male ausführen kann. Solange die Bewegungen keine starke Einseitigkeit aufweisen oder es nicht zu Versorgungsproblemen (wie zu geringe Durchblutung oder zu wenig Nervenimpulse, siehe Seite 58) in der Muskulatur kommt, gibt es keine Beschwerden. Wiederholt ausgeführte, einseitige Bewegungen oder eine unterversorgte Muskulatur stellen jedoch eine starke Belastung für den Körper dar.

Der menschliche Körper handelt entsprechend seiner Körperlogik. Das bedeutet, er tut alles, um Lösungen für Probleme zu finden, die sein Gleichgewicht zu stören drohen. Er zieht dazu Ressourcen aus anderen Bereichen ab, um diese zum Ausgleich oder zur Unterstützung zu nutzen. Er kompensiert die Defizite. Das Problem dabei:

Das Kompensationspotenzial des Körpers ist zwar sehr groß und kann sehr lange Fehlverhalten, Dysbalancen und Ähnliches ausgleichen. Doch irgendwann ist es erschöpft und es kommt zu Beschwerden.

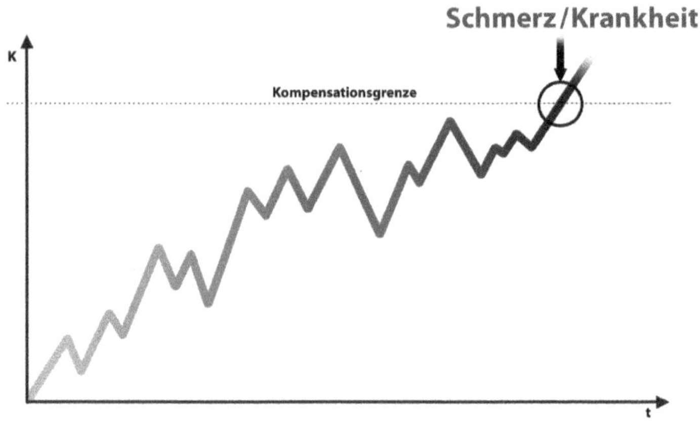

Kompensationsgrenze

Die Grafik veranschaulicht die Kompensationskurve: Die Senkrechte stellt die Kompensation und die Waagerechte die Zeit in Jahren dar. Jeder Mensch wird mit einem individuellen Kompensationspotenzial geboren. Die Grenze des Kompensationspotenzials ist in der Abbildung als Linie skizziert.

- Alles, was unterhalb der Kompensationsgrenze passiert, nehmen wir nicht wahr.
- Alles, was darüber ist, erleben wir als Schmerz, Unwohlsein und Krankheit.
- Die Zacken des Graphen stellen Belastungen dar, zum Beispiel Verletzungen, psychische Traumen oder Stress.

Natürlich kann der Körper die Folgen von negativen Erlebnissen und Traumen verarbeiten und abbauen. Kommen aber kontinuierlich starke Belastungen hinzu, wie zum Beispiel eine konstante schlechte Ernährung oder dauerhafter Stress, die der Körper ausgleichen muss, nähern wir uns schnell der Kompensationsgrenze. Sobald diese überschritten wird, empfinden wir Schmerzen oder werden krank. Die Ausgleichskraft des Körpers ist erschöpft; jetzt müssen wir selbst etwas tun, um wieder in den grünen Bereich zu kommen.

Die Schmerzen, die Ihr Körper zeigt, haben ihren Ursprung also oft in der Vergangenheit. Nicht selten liegen zwischen der eigentlichen Ursache und dem Auftreten des Schmerzes Jahre oder gar Jahrzehnte. Ihr Körper bringt das kompensierte Problem an die Oberfläche, das für ihn am meisten Ausgleichskraft fordert. Zum Beispiel können Schmerzen von Stürzen auf das Steißbein oder den Kopf in der Kindheit viele Jahre oder Jahrzehnte später wieder auftreten oder sogar Beschwerden in anderen Körperregionen hervorrufen.

Der Sturz auf das Steißbein ist ein gutes Beispiel dafür. Ist das Steißbein durch diesen Sturz verkippt oder stark verdreht ist, kann das dazu führen, dass sich die Wirbelsäule verändert. Das Steißbein ist entgegen der landläufigen Meinung durchaus wichtig und sinnvoll. Es ist das sogenannte Zünglein an der Waage – notwendig für die Balance und korrekte Ausrichtung der Wirbelsäule. Ist es verkippt, reagiert die gesamte Wirbelsäule, um diese Verkippung auszugleichen. Dadurch kann es zu einer Verdrehung der Wirbelsäule und somit auch des ersten Halswirbels, dem Atlas, kommen. Ist dieser nicht in der richtigen Position, sitzt der Kopf nicht entspannt auf dem Wirbel, was zu starken Verspannungen führen kann. Diese Anpassung an eine Veränderung im Körper nennt man Kompensation, viele verschiedene Kompensationen eine Kompensationskette.

Ihr Eisberg – es ist viel mehr, als man sieht

Ich vergleiche die Gesundheit und die gut funktionierende Kompensation des menschlichen Körpers sehr gerne mit einem Eisberg. Dabei geht es nicht nur um den Bewegungsapparat, sondern auch um den gesamten Organismus, den ganzen Menschen. Die Eigenheit eines Eisbergs besteht darin, dass nur etwa ein Siebtel tatsächlich zu sehen ist. Das kennen wir als die Spitze des Eisbergs. Der größere Teil liegt unter der Wasseroberfläche und ist damit nicht sichtbar (siehe Abbildung).

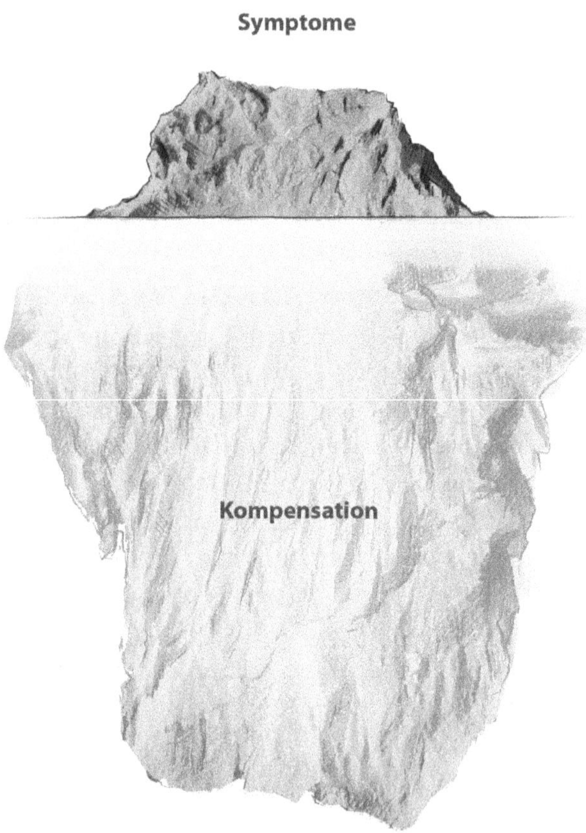

Ihre Gesundheit als Eisberg

In Bezug auf Ihre Gesundheit oder Ihren Körper ist die Spitze des Eisbergs das Symptom. Die Basis, also der unsichtbare Teil, sind die Belastungen der Zellen. Diese sind zuerst relativ gering und unterhalb der Wahrnehmungsgrenze, der Körper beginnt zu kompensieren. Muss der Körper immer mehr ausgleichen und entstehen, wie oben beschrieben, sogenannte Kompensationsketten, wird die Gesundheit der Zellen immer stärker angegriffen. Anfänglich produzieren diese Zellstörungen noch keine Symptome. In weiterer Folge jedoch summieren sich die Zellstörungen beinahe exponentiell und wachsen somit zu einem großen Eisberg an. Beschwerden, Schmerzen oder Unwohlsein machen sich breit. Häufig ist auch erst jetzt eine ärztliche Diagnose möglich.

Ihr Körper besteht, wie bereits erwähnt, aus Billionen von Zellen und Zellverbänden, die ständig miteinander arbeiten und kommunizieren. Wenn Sie Ihren Zellen das geben, was sie benötigen und sie dadurch aktiv und gesund erhalten, schaffen Sie die Grundlage, um dauerhaft gesund zu bleiben.

DIE FÜNF »ÜBERLEBENSMITTEL« FÜR ZELLEN

1. Sauerstoff durch bewusste Atmung
2. Wasser für den Stoffwechsel
3. Nährstoffe als Treibstoff für die Zelle
4. Stimulation durch Nervenimpulse
5. Regeneration durch Entspannung und Ruhephasen

Wenn sie diese fünf Dinge erhalten, können die Zellen optimal arbeiten. Fehlt den Zellen eines ihrer »Überlebensmittel«, verlieren sie Stück für Stück an Vitalität und büßen somit unweigerlich Teile ihrer Funktionalität ein.

Jeder von uns hat kleinere oder größere Eisberge im Körper, die langsam, aber stetig immer mehr an die Oberfläche kommen. Die Herausforderung ist, schon etwas zu tun, bevor es zu einer sichtbaren und spürbaren Spitze des Eisbergs kommt. Sollten Sie bereits Beschwerden haben, ist es ratsam, nicht nur die Symptome zu behandeln, sondern vor allen Dingen nach der eigentlichen Ursache zu forschen.

Sie selbst wissen am besten, was in der Vergangenheit alles vorgefallen ist. Das kann Ihnen Hinweise auf eventuelle Krankheitsursachen geben. Wenn Sie in regelmäßigen Abständen überprüfen, ob es irgendwo in Ihrem Leben oder aufgrund Ihres Lebensstils potenzielle Grundlagen für Eisberge gibt, die Sie sofort eliminieren können, dann tun Sie es. Ich würde behaupten, dass es bei den meisten Menschen Bereiche gibt, die sich optimieren lassen, sei es hinsichtlich der Bewegung, der Ernährung oder der Regeneration. Nehmen Sie sich Zeit, halten Sie inne und hören Sie auf Ihren Körper – er sagt Ihnen sehr genau, was schiefläuft.

Geht es Ihren Zellen gut, geht es Ihnen gut.

Der Teufelskreis der Kompensation

In der heutigen Zeit ist aufgrund der Dauerbelastung, der steigenden Anforderungen im Beruf und im Alltag Stress einer der entscheidenden Faktoren, die den Körper stark in seinem Kompensationspotenzial fordern. Aufgrund mangelnder Regeneration nähern sich viele Menschen schnellen Schrittes ihrer Kompensationsgrenze und erleben dann häufig einen überraschenden körperlichen und/oder psychischen Zusammenbruch – der Beginn des immer häufiger auftretenden Burn-out-Syndroms.

Achten Sie darauf, Ihrem Körper immer wieder den Raum und die Zeit zu geben, sich zu regenerieren. Findet diese Regeneration nicht statt, kommt es früher oder später zu einer Verkettung von Kompensationen, die in einem Teufelskreis münden können. Ein Beispiel dafür sehen Sie in der Abbildung auf Seite 36: Der Beginn ist hier eine Verletzung, es könnte jedoch ebenso eine Fehlbelastung oder Stress sein. Aufgrund der Verletzung können einige Muskeln nicht mehr richtig arbeiten, es kommt infolgedessen zu einer Schonhaltung. Dadurch müssen andere Muskeln mehr Aktivität erbringen, um die fehlende Aktivität auszugleichen. Es wird Hilfsmuskulatur hinzugeschaltet. Für jede Bewegung am Körper gibt es die Hauptmuskulatur und die sogenannte Hilfsmuskulatur. Die Hauptmuskulatur ist primär für die Kraft und die Durchführung der Bewegung zuständig. Die Hilfsmuskulatur hat nur eine unterstützende Funktion, sie trägt unter anderem zur koordinierten Ausführung der Bewegung bei. Fehlt jedoch die volle Kraft der Hauptmuskulatur, kann die Hilfsmuskulatur eine gewisse Zeit mehr Aktivität übernehmen. Der Bewegungsablauf ist dadurch nicht mehr so rund und koordiniert, wie er sein sollte. Die kompensierenden Muskeln müssen immer mehr ausgleichen und sind irgendwann überlastet. Eine Überlastung führt zu einer weiteren Verletzung. Unterbricht man diesen Teufelskreis nicht sofort, kann es durchaus sein, dass eine ganze Reihe von Kompensationen aufeinander aufbauen und die Kompensationsgrenze umso schneller erreicht ist.

Bei dauerhaftem Stress als Ausgangspunkt kommt es zu einem Säureanstieg im Körper, wodurch ebenfalls Muskeln an Leistung einbüßen. Der Säuregehalt Ihres Körpers hat direkt mit der Muskelkraft zu tun, da jedes Organ über Nervenenden mit gewissen Muskeln verbunden ist (siehe auch Seite 148). Ein Säureüberschuss im Verdauungstrakt zum Beispiel kann zur Folge haben, dass die Muskulatur der Beine sozusagen als Reflex schwächer wird. Hilfsmuskulatur muss hier wiederum ausgleichend einspringen, der Bewegungsablauf wird unkoordinierter, die Hilfsmuskulatur wird überlastet und entzündet sich.

Der beste Schutz vor einem solchen Teufelskreis ist es, dem Körper unmittelbar nach einer Verletzung das zu geben, was er benötigt:

Ruhe und Aufmerksamkeit. Die Suche nach der möglichen Ursache unterstützt in weiterer Folge die Balance des Körpers und kann neuen Verletzungen und Beschwerden vorbeugen.

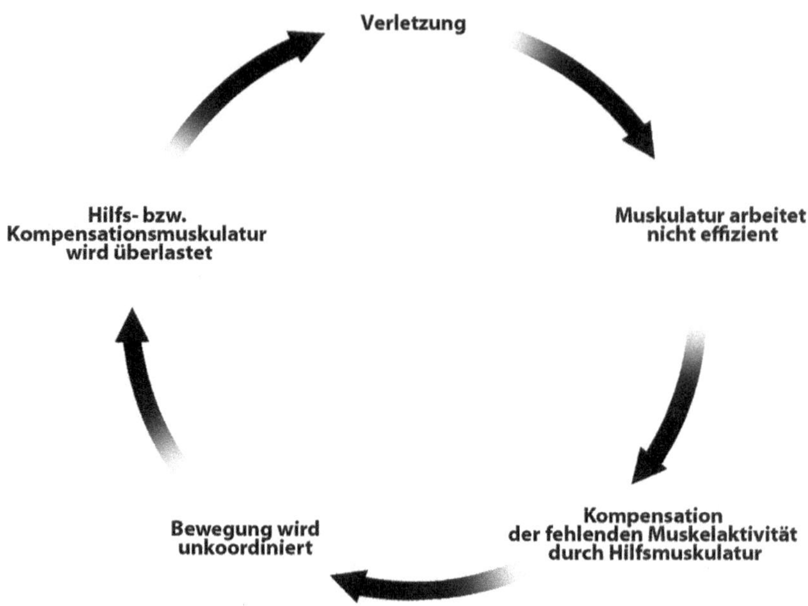

Teufelskreis der Kompensation

Ist Ihr Körper überqualifiziert?

Der menschliche Körper ist ein Wunderwerk, für das man täglich dankbar sein sollte. Er hatte ursprünglich die Aufgabe, uns von einem Ort zum anderen zu bringen, uns das Jagen zu ermöglichen und uns vor Gefahren zu schützen, indem wir weglaufen können. Der Körper hatte also die Funktion, uns ständig in Bewegung zu halten.

Doch wenn wir uns die Belastung und Aufgaben des Körpers heute in der westlichen zivilisierten Gesellschaft ansehen, erkennen wir rasch, dass der Körper nicht mehr dieselben lebenserhaltenden Aufgaben erfüllen muss. Für sehr viele Menschen dient er nur als Behälter, der das Gehirn vom Computer zum Auto und dann wieder vor den Fernseher bewegt. Von Zeit zu Zeit wird er dann unvorbereitet schnell bewegt, ist damit überfordert und verletzt sich.

Der Körper ist für Menschen, die so leben, völlig überqualifiziert. Es scheint, dass wir im Laufe der Evolution etwas völlig falsch verstanden haben. Es hat viele Millionen Jahre gedauert, uns von einem Vierbeiner zu einem Zweibeiner zu entwickeln, und wir haben es in einigen Jahrhunderten geschafft, dieses Wunderwerk wieder zugrunde zu richten.

Es steht außer Frage, dass die technischen Entwicklungen der letzten Jahrhunderte ein hohes Maß an Erleichterung und Komfort gebracht haben. Doch viele Probleme in der heutigen Zeit wurden dadurch erst geschaffen. Unser Körper wurde in kürzester Zeit vom Bewegungsapparat zum »Stillsitzapparat«. Er degenerierte von einem beweglichen Organismus zu einer bewegungsarmen Hülle. Wir wurden von einem Highend-Beweger zu einem Highend-User: Computer-User.

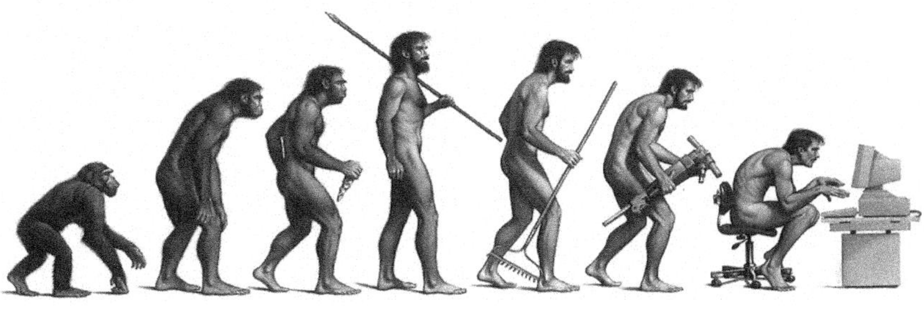

Die Evolution des Menschen

Die technischen Entwicklungen in den letzten Jahren unterstützen die Nichtbewegung in immer größerem Maße. Um Geräte im Haus ein- und auszuschalten, muss man nicht mehr aufstehen, man kann alles mit einer Fernbedienung, dem Smartphone oder dem Tablet steuern – ganz bequem von der Couch aus. So enden wir in einem vollklimatisierten Raum, sitzen vor einem flachen Bildschirm, müssen uns kaum mehr bewegen, essen vorgefertigtes Essen, welches kaum mehr Vitalstoffe in sich birgt, atmen nur noch flach, weil wir uns ja nicht mehr bewegen, und trinken Unmengen von Süßgetränken oder sogar Alkohol.

Für diesen Lebensstil ist der menschliche Körper zu 100 Prozent überqualifiziert. Unsere Vorfahren nutzten ihren Körper noch völlig anders: Sie waren ständig in der Natur und in Bewegung, tranken viel frisches Wasser, aßen nur sonnengereiftes Obst und Gemüse und ganz selten selbst erlegtes Fleisch. Waren sie in Gefahr, reagierte ihr Körper wie folgt:

- Die Herzfrequenz nahm zu.
- Der Blutdruck erhöhte sich.
- Die Atmung wurde schneller.
- Der Sauerstoffgehalt im Blut erhöhte sich.
- Der Kohlendioxydgehalt im Blut reduzierte sich.
- Die Schweißproduktion wurde angekurbelt.
- Die Nebenniere produzierte Hormone, wie etwa Adrenalin. Dieses Hormon lässt unter anderem die Blutgefäße kontrahieren und verhindert bei einer möglichen Verletzung einen zu großen Blutverlust. Das ist also eine lebensrettende Maßnahme des Körpers.
- Die Bauchspeicheldrüse produzierte weniger Insulin und mehr Glucagon.
- Die Blutzuckerkonzentration stieg an.
- Der Blutfluss zum Hormonsystem (ein Organsystem, das die Körperfunktionen reguliert) sank. Dadurch konnten die Mus-

keln schneller und impulsiver arbeiten und eine erfolgreiche Flucht war realistischer.

Eine ziemlich aktive und komplexe Angelegenheit, nicht wahr? Was würden Sie denken, wenn ich Ihnen sagte, dass dieselben Vorgänge mitunter mehrmals täglich in Ihrem Körper stattfinden – und das, obwohl Sie sich kaum mehrmals täglich in Lebensgefahr befinden? Tatsächlich laufen dieselben Reaktionen ab. Weshalb? Die Antwort ist: Stress. Für Ihren Körper ist täglicher Stress nicht anders als der Stress unserer Vorfahren, auch wenn Sie sich nicht in Lebensgefahr befinden.

Es gibt jedoch einen großen Unterschied. Unsere Vorfahren konnten durch körperliche Aktivität, sprich Bewegung während der Flucht, die Stressreaktionen des Köpers (also die oben genannten Veränderungen im Körper bei Gefahr) auflösen. Bewegung beseitigt demnach die Nebenwirkungen von Stress und bringt den Körper wieder ins Gleichgewicht.

Heutzutage erleben sehr viele Menschen den ganzen Tag Stress, ohne sich ausreichend zu bewegen. Daher laufen die mit Stress verbundenen Reaktionen und Vorgänge im Körper ununterbrochen ab. Erhöhter Blutdruck, erhöhte Herzfrequenz, vermehrte Schweißproduktion et cetera sind sehr häufige Beschwerden. Da die Hormone aufgrund mangelnder Bewegung nicht ausgeschieden werden können, werden sie im Körper gespeichert, was wiederum den Körper in Stress versetzt, auch wenn der eigentliche Stressauslöser gar nicht mehr vorhanden ist. Besteht dieser Zustand über Jahre hinweg im Körper, können die verschiedensten Beschwerden auftreten, die in vielen Fällen sehr unspezifisch sind, wie etwa Kopfschmerzen, Sodbrennen, Schwindel oder das sogenannte chronische Müdigkeitssyndrom (Chronic Fatigue Syndrome, kurz CFS).

SYMPTOME DES CFS

- Andauernde Gestresstheit
- Chronische Verstopfung
- Durchfall
- Innere Unruhe (immer mehr und mehr tun müssen)
- Kopfschmerzen
- Kurzatmigkeit
- Rückenschmerzen
- Ruhelosigkeit
- Schlechter Schlaf
- Sodbrennen

Wenn der Körper nicht genug Bewegung bekommt und Beschwerden aufgrund von Dauerstress auftauchen, handeln viele Menschen nach dem folgenden Muster:

1. **Abwarten.** »Ich dachte, die Beschwerden gehen wieder weg, so wie sie plötzlich gekommen sind.« Diesen Satz höre ich sehr häufig in meiner Praxis. Das kann bei kleineren Beschwerden auch tatsächlich klappen, aber leider nehmen die Beschwerden häufig zu, da der Körper nicht das bekommt, was er eigentlich benötigt. Der Körper versucht zunehmend, die Beschwerden auszugleichen, das heißt, Kompensationen werden im Körper aufgebaut. Statt einer Auseinandersetzung mit dem Körper und den möglichen Ursachen ignorieren die Menschen häufig ihre Beschwerden.
2. **Einnahme von Medikamenten.** Diese Folgereaktion stellt sich nach einiger Zeit ein, sollte sich nichts von selbst zum Besseren verändert haben. Das Problem: Die Wirkung von Medikamenten beruht in der Regel auf der Beseitigung des Symptoms

und in den wenigsten Fällen auf der Beseitigung der Ursache. (Die Ursache bestimmter Beschwerden wird wohl kaum sein, dass jemand mit zu wenig Schmerzmitteln im Blut geboren wurde.) Ganz zu schweigen davon, dass nahezu jedes Medikament mehr Nebenwirkungen als die eigentlich erwünschte Wirkung hat.

3. **Reaktion.** Bestehen die Beschwerden weiterhin, kommt endlich die dritte Stufe: »Okay, mir reicht es, jetzt muss ich etwas gegen die Schmerzen/Beschwerden tun!« Das Verdrängen und der Versuch, die Symptome zu bekämpfen, waren erfolglos.

Leider sehe ich in meiner Praxis sehr häufig Menschen, die alle drei Schritte durchlaufen haben. Das bedeutet dann oft, dass die Heilung des Körpers länger dauert, da alle angesammelten Kompensationsmechanismen ausgeglichen werden müssen. Hätten diese Patienten früher Hilfe gesucht, hätte die Heilung um ein Vielfaches schneller stattfinden können. Da sehr viele Menschen sich für den einfachen Weg im Leben entscheiden, ist der Griff zu Schmerzmitteln und anderen Medikamenten rasch getan.

Verstehen Sie mich nicht falsch, ich bin froh, dass es Schmerzmittel gibt. Allerdings sollten diese nicht leichtfertig eingenommen werden. Der langwierigere, aber viel gesündere Weg ist der, Ursachenforschung zu betreiben und ungesunde Gewohnheiten zu verändern. Etwas Gewohntes zu verändern, wie zum Beispiel das Umstellen der Ernährung, bedarf meist eines großen Kraftaufwands. Die Herausforderung ist hier vor allem, konsequent zu bleiben. Die Belohnung ist, dass sich der Körper tatsächlich regenerieren und der Mensch insgesamt gesünder werden kann.

Auf meine Frage, ob sie sich in ihrem Körper wohlfühlen, höre ich von meinen Patienten fast immer so etwas Ähnliches wie: »Naja, nicht so ganz.« Die wenigsten antworten mit einem klaren Ja. Die Frage, ob sie sich einen Körper wünschen, der vor Vitalität strotzt und ihnen viel Freude bereitet, bejahen sie hingegen sofort! Es gibt also eine Disharmonie zwischen Istzustand und Wunschzustand. In den Gesprächen kommt dann meist heraus, dass es den Patienten schwerfällt, ihren Lebensstil so zu verändern, dass er ihrer Gesundheit zuträglich ist. Das bedeutet, dass das Problem nicht groß genug ist, um eine Veränderung vorzunehmen. Es muss offenbar erst noch (lebens-)bedrohlicher werden, ehe etwas verändert wird. Nur kann es dann eventuell zu spät sein, um noch etwas zu tun! Ich weiß selbst, dass so eine Umstellung durchaus eine große Herausforderung darstellt, aber ich weiß auch: Es lohnt sich.

Der Weg zur Gesundheit führt über das Erkennen der Ursache von Krankheit.

2.
ERFOLGREICH GESUND

Gesundheit benötigt eine aktive Partnerschaft

Um gesund zu sein, sollte die Partnerschaft zwischen Ihnen und Ihrem Körper harmonisch sein. Sie durchläuft ähnliche Phasen wie eine zwischenmenschliche Beziehung. Anhand eines Vergleichs mit den drei Phasen, die eine Partnerschaft durchläuft, möchte ich Ihnen erklären, wie Ihr Körper mal mehr, mal weniger erfolgreich versucht, Sie gesund zu erhalten, und wann er Ihre aktive Hilfe benötigt.

Phase 1: Die Chemie stimmt

Wenn sich zwei Menschen ineinander verlieben, sagt man ja auch: »Die Chemie zwischen den beiden stimmt.« Das ist zwar meistens nur so dahergesagt, aber es stimmt wirklich. Es kann die schönste Frau oder der schönste Mann vor Ihnen stehen und Sie werden sich nicht verlieben, wenn Sie ihren beziehungsweise seinen Körpergeruch nicht anziehend finden. Wenn Sie einander also »nicht riechen« können, hat die Liebe keine Chance. Der Körpergeruch, zum Beispiel Schweißgeruch, ist Teil der körpereigenen Biochemie. Das positive flaue Gefühl im Magen, also die sprichwörtlichen »Schmetterlinge im Bauch«, entsteht ebenfalls durch chemische Reaktionen. In dieser ersten Phase der Partnerschaft ist alles eitel Sonnenschein, beide Partner sind glücklich und die Beziehung ist völlig unbelastet.

Ganz ähnlich ist es, wenn ein Baby geboren wird. Alle Zellen sind vital, alle Organe arbeiten optimal, der Körper ist frei von Belastungen. Ein gesundes Baby strotzt nur so vor Lebenskraft und Lebensfreude. Die Biochemie, also der Stoffwechsel, ist ausbalanciert, das Baby ist mit sich und der Umwelt in Harmonie.

Phase 2: Gemeinsames Ausrichten und Konflikte klären

Nachdem die ersten Schmetterlinge im Bauch verflogen sind, beginnt eine neue Phase in der zwischenmenschlichen Partnerschaft. Es treten erste Konflikte oder Unstimmigkeiten auf. Die Dauerhaftigkeit der Beziehung hängt nun maßgeblich davon ab, wie mit diesen Problemen umgegangen wird. Kommunizieren die Partner in Konfliktsituationen und geben dem anderen den Raum und die Möglichkeit, sich zu äußern, haben sie eine gute Chance, daraus gemeinsam gestärkt hervorzugehen. So wird die Basis einer gesunden Partnerschaft gelegt und die Beziehung gefestigt.

Werden Konflikte hingegen verdrängt, etwa aus Harmoniesucht oder aus Angst, verspielen die Partner die Chance, ihr Gegenüber besser zu verstehen. Jeder Mensch hat seine eigene Art, nach der er agiert, und diese ist nicht zwingend identisch mit der anderer Menschen. Deshalb muss man kommunizieren, um sich zu verstehen. Sonst besteht die Gefahr, dass sich langsam, aber sicher Konflikte aufstauen und sich zu einem großen Problem entwickeln (siehe Phase 3).

Auch in der Partnerschaft zwischen Ihnen und Ihrem Körper treten in den ersten Jahren des Lebens die ersten Konflikte auf: Krankheiten, Beschwerden, Verletzungen. In dieser Phase werden die Entscheidungen von den Eltern getroffen. Hier stellt sich die Frage, wie mit diesen Konflikten umgegangen wird: Wird der Krankheit Raum zugesprochen, in dem der Körper auch die Möglichkeit hat, zu reagieren und somit sein Immunsystem auf natürliche Art zu stärken? Oder werden bei jedem Aufkeimen einer Krankheit sofort Medikamente wie zum Beispiel Antibiotika gegeben, ohne eine zwingende Notwendigkeit? Durch Letzteres werden Krankheiten unterdrückt und dem Körper wird die Möglichkeit genommen, zu lernen und zu wachsen. So kann er kaum lernen, sich selbst zu wehren und zu heilen, wodurch das Immunsystem nicht seine volle Kraft aufbauen kann.

Information und Kommunikation sind zwei der Schlüssel zu Ihrem Gesundheitserfolg. Hiermit meine ich nicht nur die Information, die ich Ihnen im Rahmen dieses Buchs biete, sondern ich spreche von der Kommunikation innerhalb Ihres Körpers. Jede Zelle kommuniziert mit den anderen Zellen. Jeder Muskel, jedes Organ benötigt Informationen, um entsprechend seiner Funktion arbeiten zu können. Diese Informationen bekommen die Muskeln und die Organe einerseits vom Zentralnervensystem und andererseits durch Kommunikation mit anderen Muskeln und Organen. Sind die Kommunikation und der Informationsfluss in Ordnung, ist eine Grundlage für Gesundheit geschaffen. Gibt es irgendwo eine Störung der Kommunikation oder des Informationsflusses, verschwindet die Leichtigkeit im Körper und es kann zu Beschwerden kommen.

In dieser Phase wird die Basis des Umgangs mit Ihrem Körper und den auftretenden Konflikten gelegt. Hier wird auch Ihr Verständnis für die eigene Gesundheit geprägt.

Phase 3: Die Partnerschaft auf dem Prüfstand

In diese Phase tritt ein Paar meist erst nach einigen Jahren ein. Bisher haben die beiden schon einiges miteinander erlebt, ihre Beziehung ist in den Alltag integriert und jeder entwickelt sich in eine bestimmte Richtung. Diese Phase ist das Resultat der zwischenmenschlichen Kommunikation, wobei es zwei mögliche Entwicklungen gibt:

1. Falls in der Vergangenheit Konflikte angesprochen wurden und die Partner gemeinsam alles klären konnten, wurde die Partnerschaft immer mehr gefestigt.
2. Falls beide oder auch nur einer der Partner Konflikte und Probleme nicht ausgesprochen haben, sondern sie verdrängt wurden, ist eine Eigendynamik entstanden. Das Resultat ist: Die Partner leben zwar zusammen, gehen aber im Grunde getrennte Wege. Diese Beziehung ist eher eine Zweckgemeinschaft – eine Art Wohngemeinschaft – als eine harmonische

Partnerschaft. Im schlimmsten Fall haben die Partner sogar den Respekt voreinander verloren. Das Resultat wäre dann entweder eine Fortführung dieses Zustands, in dem keiner wirklich glücklich ist, oder die Trennung.

In einer glücklichen zwischenmenschlichen Beziehung geht es also darum, immer in Bewegung zu bleiben und sich mit dem Partner auseinanderzusetzen. Ist keine Bewegung in der Beziehung, kommt es zum Stillstand und in weiterer Folge zu einer disharmonischen Beziehung, in der Streit und Groll an der Tagesordnung stehen. Im schlimmsten Fall kommt es sogar zur Trennung. Damit eine Beziehung dauerhaft hält, ist es notwendig, gemeinsame Ziele für die Zukunft zu definieren und trotz Konflikten an deren Erreichung zu arbeiten.

Der einzige Unterschied zwischen einer zwischenmenschlichen Partnerschaft und der Partnerschaft mit Ihrem Körper ist, dass es keine Trennung geben kann. Vielmehr steht die Entscheidung an, ob Sie erfolgreich gesund werden oder erfolgreich krank bleiben wollen. Eine bewusste Entscheidung für Ihre Gesundheit beinhaltet, sich mit Ihrem Körper auseinanderzusetzen, Ursachen von Beschwerden, Schmerzen und Krankheiten aufzuspüren und diese so schnell wie möglich auszugleichen. Halten Sie daher stets inne, wenn Ihr Wohlbefinden gelitten hat, und analysieren Sie, wie und warum die Beziehung mit Ihrem Körper in eine Krise geschlittert ist.

Gesundheit ist ein Resultat Ihrer Entscheidungen.

Das Dreieck der Gesundheit

Die Essenz der drei Phasen der Partnerschaft kann auch vereinfacht in dem Modell des Dreiecks der Gesundheit dargestellt und zusammengefasst werden. Die drei Seiten des Dreiecks sind:

- **Biochemie:** Der Stoffwechsel benötigt ausreichend Wasser, Atmung und eine gesunde Ernährung.
- **Psyche:** Der mentale, emotionale Bereich benötigt Regeneration.
- **Biomechanik:** Der Bewegungsapparat muss und will bewegt werden.

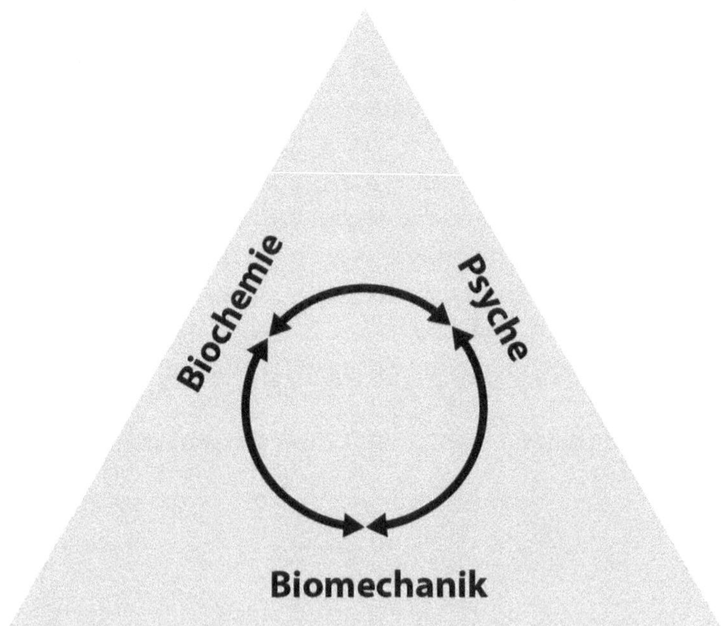

Das Dreieck der Gesundheit

Die drei Seiten stellen im Idealfall ein gleichseitiges Dreieck dar, dann ist der Mensch in Harmonie und bei bester Gesundheit. Gerät eine der drei Seiten des Dreiecks aus dem Lot, ist das Gleichgewicht gestört und die anderen zwei Seiten müssen diese Disharmonie mittragen oder auszugleichen versuchen. Das bedeutet, dass stets alle drei Seiten des Gesundheitsdreiecks reagieren. Positiv formuliert: Egal an welcher Seite des Dreiecks Sie beginnen, etwas für Ihre Gesundheit zu tun, die beiden anderen Seiten ziehen daraus ebenfalls einen Nutzen. Möchten Sie beispielsweise Ihre Biochemie verbessern, indem Sie Ihre Ernährung umstellen und Ihre Trinkgewohnheiten optimieren, werden es Ihnen Ihre Muskeln und Gelenke danken, da weniger Säure im Körper vorhanden ist, die eventuell in den Gelenken abgelagert werden muss. Diese Veränderung hat zudem Einfluss auf Ihren psychischen Zustand: Wenn Sie mehr auf Ihre Ernährung achten, werden Sie über mehr Energie verfügen und auch geistig vitaler sein.

Zusätzlich wird die Gesundheit von einem äußeren Faktor beeinflusst: der Umwelt. Es macht natürlich einen großen Unterschied für die Gesundheit, ob jemand im wunderschönen Mühlviertel, in den Tiroler Bergen oder in Tschernobyl lebt und es sich nicht leisten kann wegzuziehen.

3.

DER KÖRPERLOGIK AUF DER SPUR

Muskeln bewegen Knochen

Mir ist klar, dass Sie sehr wohl wissen, dass Muskeln die Knochen bewegen. Diese Aussage scheint aber nur auf den ersten Blick völlig unspektakulär und trivial. Denn hinter diesem Satz verbirgt sich, das werden Sie bald feststellen, eine nahezu spektakuläre Information, die wesentlich zu Ihrer Gesundheitskompetenz beitragen wird!

Wenn man sich die große Gruppe der sogenannten degenerativen Beschwerden am Bewegungsapparat – das sind Beschwerden, die nicht aufgrund eines Unfalls oder eines akuten Geschehens entstanden sind – genauer ansieht, wird schnell klar, dass es sich dabei hauptsächlich um Gelenksbeschwerden handelt:

- Knie(gelenk)beschwerden
- Schulter(gelenk)probleme
- Hüft(gelenk)schmerzen
- Tennisarm
- Wirbelsäulenprobleme (die Wirbelsäule ist nichts anderes als eine Reihe vieler Gelenke)

In der Therapie wird daher in der Regel das Hauptaugenmerk auf das Gelenk gelegt, was meiner Meinung nach ein großer Fehler sein kann. Denn in den seltensten Fällen ist das Gelenk selbst die Ursache der Beschwerden. Warum ist das so?

Das Gelenk ist nicht immer das Problem

Ein Gelenk stellt die bewegliche Verbindung zweier oder mehrerer Knochen dar und erlaubt dadurch die Bewegung. Gleichzeitig ist es aber genau aus diesem Grund die schwächste Stelle. Das bedeutet, wenn ein Gelenk nicht entsprechend der Anatomie benutzt wird, entsteht ein Problem wie bei einer Tür, deren Scharniere sich langsam, aber sicher lockern, weil man sie nicht immer sorgfältig öffnet und schließt.

Die Muskulatur ermöglicht dem Gelenk die Bewegung. Wenn die Muskulatur rund um das Gelenk in Balance ist, also alle Muskeln so stark, geschmeidig und lang sind, wie sie sein sollten, geht es dem Gelenk gut. Mit anderen Worten: Es wird entsprechend der Anatomie und Physiologie bewegt und benutzt und daher nicht überlastet. Der Knorpel, die Kapsel, die Bänder und alle anderen sogenannten weichen Strukturen am Gelenk sind ideal belastet und somit beschwerdefrei.

Die Abbildung auf Seite 54 zeigt ein Gelenk mit der Gelenkpfanne, dem Gelenkkopf, der Kapsel rundherum und zwei Muskeln, die jeweils an einer Seite ansetzen: der sogenannte Spieler und Gegenspieler (in der medizinischen Fachsprache auch Agonist und Antagonist genannt). Jeder Muskel übt also die exakte Gegenbewegung des anderen aus, und zusammen sind sie für eine balancierte Gelenkstellung zuständig. Im oberen Teil der Abbildung (I) sind beide Muskeln gleich stark ausgeprägt und das Gelenk ist in der Neutral- oder Mittelstellung, also in der Ruheposition. Wenn der rechte Muskel (B) sich zusammenzieht, wird das Gelenk nach rechts bewegt und der linke Muskel (A) wird dadurch leicht gedehnt. Wenn der rechte Muskel wieder locker lässt, bringt der linke Muskel das Gelenk wieder in die Neutralstellung. Sie ist wichtig, da dies die Position ist, in der sich das Gelenk und die daran beteiligten Strukturen, also Knorpel, Kapsel, Sehnen, Bänder, Muskeln und Nerven, regenerieren können. Dann wird das Gelenk normal belastet und der Knorpel nicht übermäßig abgenutzt.

Wenn das Gelenk jedoch für längere Zeit aus der Neutralstellung gebracht ist, kommt es zu einer Fehlbelastung, die zu übermäßiger Belastung und in weiterer Folge zu einer verstärkten Knorpelabnutzung führen kann.

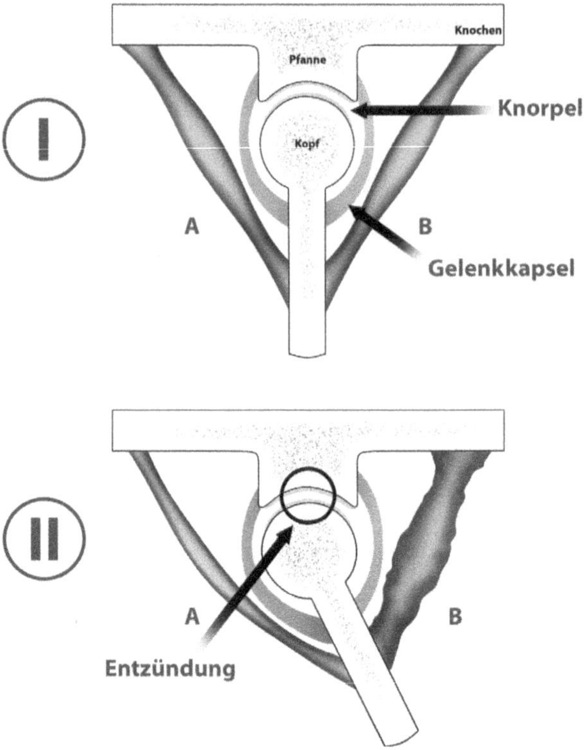

Muskuläre Dysbalance

Nehmen wir nun an, dass der rechte Muskel verletzt, zum Beispiel gezerrt ist, wie im unteren Teil der Abbildung dargestellt. Ein verletzter Muskel reagiert mit einer Kontraktion, das heißt, der Muskel zieht sich zusammen. Selbst bei einer Zerrung werden kleine Blutgefäße verletzt, und die Muskelkontraktion bewirkt, dass Blutungen gestoppt werden und notwendige Reparaturvorgänge im Körper ungestört ablaufen können. Hierbei kommt die Biochemie, also der Stoffwechsel ins Spiel, da darüber Reparaturstoffe geliefert und Entzündungsstoffe abtransportiert werden. Ohne den Schutzmechanismus der Kontraktion würde die verletzte Stelle ständig neu belastet und der Heilungsvorgang würde sehr lange dauern oder könnte im schlimmsten Fall nie gänzlich abgeschlossen werden.

Wenn sich Muskel B zusammenzieht, löst er dadurch logischerweise eine Bewegung des Gelenks zur rechten Seite hin aus. In der Abbildung sieht man am unteren Gelenk, dass der rechte Muskel etwas dicker ist, da er kontrahiert ist. Muskel A, der Gegenspieler, ist etwas dünner, da er dadurch in eine Dehnposition gebracht wird. Er hat die Aufgabe, das Gelenk wieder in die Neutralstellung zu bringen – er zieht also am Gelenk gegen den rechten Muskel an. Doch der verletzte Muskel ist stärker, da es im menschlichen Körper eine wichtige Regel gibt: Heilung vor Balance. Das bedeutet, wenn etwas im Körper verletzt ist, muss diese Verletzung zuerst repariert und geheilt werden. Erst dann kann sich der Körper wieder um die Balance, also den Ausgleich kümmern.

Hält diese unausgeglichene Situation am Gelenk länger an, wird der Muskel A schwächer und schwächer, da er keine Kraft mehr hat, dagegenzuziehen. Der kontrahierte Muskel B hingegen bleibt kontrahiert und seine Spannung wird immer höher, da ihm der Gegenzug fehlt – er verspannt immer mehr. Das Resultat ist eine Fehlstellung im Gelenk, was zu einer Kompression in einem kleinen Bereich zwischen Gelenkkopf und Gelenkpfanne führt, in dem eigentlich kein andauernder Druck herrschen sollte. Die Folge ist eine Entzündung, sozusagen als Hilferuf des Knorpels, der schreit: »Achtung, hier ist zu viel Druck! Bitte ändere etwas an der Stellung im Gelenk, sonst werde ich zerstört!« Diese Entzündung bringt Schmerzen mit sich, die der Patient verspürt.

Wieder in die Neutralstellung kommen

Steht bei der Behandlung alleine die Bekämpfung des Symptoms Schmerz im Fokus, ist die Gefahr groß, dass die Beschwerden wiederkommen. Denn die eigentliche Ursache der Schmerzen ist nicht, dass der Knorpel sich sozusagen aus Langeweile »mal eben« dazu entschließt, eine Entzündung zu produzieren. Nein, die Entzündung und somit die Schmerzen sind vielmehr eine Folge der Fehlstellung des Gelenks, ausgelöst durch ein Ungleichgewicht in der umgebenden Muskulatur. Das bedeutet, um die Beschwerden dauerhaft loszuwerden, muss sich der Behandelnde auf Ursachenforschung begeben und sich um die Behebung des muskulären Ungleichgewichts kümmern.

Schauen Sie sich Teil II der Abbildung auf Seite 54 noch einmal genau an. Was denken Sie, könnte man tun, damit das Gelenk wieder in die Neutralstellung kommen kann? Diese Frage stelle ich stets in meinen Vorträgen und Seminaren. Die erste Antwort, die ich darauf erhalte, lautet fast immer: »Man muss den verspannten und verkürzten Muskel entspannen und dehnen.« Diese Antwort ist zwar absolut korrekt, löst das Problem jedoch nur zur Hälfte.

Wenn man sich ausschließlich auf den verspannten und verkürzten Muskel B konzentriert, wird der Erfolg voraussichtlich nur von kurzer Dauer sein. Denn der Gegenspieler, der seine Funktion eingebüßt hat, da sein Aktionspotenzial völlig erschöpft ist, benötigt ebenfalls Beachtung. Wird dem schwachen Gegenspieler keine Therapie zuteil, wird der zuvor verspannte und verkürzte Muskel sich erneut zusammenziehen, da er nach wie vor keinen Gegenzug erhält. Das Gelenk wäre demnach zwar zurück in die Neutralstellung gebracht, doch diese könnte nicht dauerhaft beibehalten werden, da das muskuläre Gleichgewicht nicht wiederhergestellt wurde. Das bedeutet, man muss sich auch um den inaktiven, schwachen Muskel kümmern. Er muss aktiviert werden, damit er wieder ein wirklicher Gegenspieler ist. Erst dann ist das Gelenk wieder im muskulär unterstützten Gleichgewicht.

Bleiben wir für einen Augenblick bei dem »schwachen« Muskel (ich setze das Attribut schwach bewusst in Anführungszeichen, Sie werden bald verstehen, warum). Nach der traditionellen Sichtweise in der Medizin oder auch im Sport wird ein schwacher Muskel immer mit einem untrainierten Muskel gleichgesetzt. Demnach wäre ein schwacher Muskel deshalb schwach, weil er zu wenig oder nicht richtig benutzt wurde (das inkludiert überlastete Muskulatur). Die logische Therapie wären Muskeltraining und Muskelaufbau. Dieser Schluss ist jedoch sehr häufig eine Einbahnstraße und schlichtweg falsch.

Das Letzte, was ein schwacher Muskel benötigt, ist Training

Ich kann mir vorstellen, dass Sie diese Aussage etwas irritiert. Schließlich liest und hört man überall, dass man schwache Muskulatur trainieren muss, um sie wieder zu kräftigen – und ich schreibe hier, dass dies das Letzte ist, was eine schwache Muskulatur benötigt. Diese Verwirrung erlebe ich auch häufig bei meinen Patienten, weswegen ich ihnen die Frage stelle: »Was glauben Sie, kann noch die Ursache einer scheinbaren Muskelschwäche sein?«

Die ersten Antworten sind dann meist:

- (Muskel-)Verletzung
- Erkrankung
- Nervenschädigung
- Fehlbelastung
- Fehlhaltung
- Überlastung

Diese Antworten stimmen zwar alle, es gibt allerdings noch eine ganze Reihe weiterer möglicher Ursachen für eine muskuläre Schwäche, an die viele im ersten Moment nicht denken, die jedoch von großer Wichtigkeit sind.

Ursachen für eine muskuläre Schwäche

Um ihnen auf die Spur zu kommen, identifizieren wir als Erstes die notwendigen Voraussetzungen, damit ein Muskel optimal arbeiten kann. Was braucht ein Muskel, damit er sich zusammenziehen kann?

DIE HIGH 10 EINES STARKEN MUSKELS

1. Nährstoffe, Vitamine, Mineralstoffe, also Treibstoff für die Verbrennung
2. Bewusste tiefe Atmung, damit die Muskulatur ausreichend mit Sauerstoff versorgt wird
3. Ausreichende Wasserzufuhr, damit das Lymphsystem optimal arbeitet
4. Ausreichend Nervenimpulse als »Zündimpuls« für die Kontraktion
5. Stimulation der Nervenrezeptoren an den Gelenken
6. Gute Durchblutung, damit die Nährstoffe zum Muskel transportiert werden können
7. Gut funktionierende Tätigkeit des Partnerorgans (z.B. Darm und Oberschenkelmuskulatur, siehe Seite 148)
8. Ein gut funktionierendes Meridiansystem
9. Ein gut funktionierendes craniosacrales System (zentrales Nervensystem) – frei bewegliche Schädelknochen
10. Ausreichend Entspannung, sprich Regeneration

1. Nährstoffdefizit

Eine Muskelkontraktion ist eine chemische Reaktion, im Grunde eine Verbrennung, ähnlich wie bei einem Motor. Dafür ist ein Brennstoff nötig, den der Muskel aus der Nahrung bekommt. Das bedeutet, wenn Sie Ihrem Körper nicht genug hochwertige Nahrung zuführen, können Sie von Ihren Muskeln keine hochwertige Arbeit verlangen.

Muskeln benötigen neben den bekannten Mineralien wie Magnesium und Kalzium auch Kohlenhydrate, Eiweiß und gute Fette. Das wissen Sie vermutlich schon längst. Es gibt allerdings noch eine wichtige Tatsache, von der Sie höchstwahrscheinlich noch nichts gehört haben: Jeder Muskel benötigt ganz individuelle Nährstoffe, um optimal arbeiten zu können. Bei einem Mangel an einem dieser Nährstoffe wird der Muskel dysreaktiv, das heißt, er wird schwach.

Ein Beispiel: Der (Ober-)Schenkelbindenspanner (*Musculus tensor fasciae latae*) ist einer der wichtigsten Stabilisatoren für das Becken und das Knie. Er wird dysreaktiv, wenn zu wenig Eisen im Blut vorhanden ist. Er ist also nicht schwach, weil er zu wenig trainiert wurde, sondern weil ihm ein ganz spezielles und wichtiges Element für seinen individuellen Stoffwechsel fehlt. Personen mit chronischem Eisenmangel haben daher auch eine erhöhte Anfälligkeit für Beschwerden, die durch die Schwäche dieses Muskels ausgelöst werden können, wie chronische Knieschmerzen, Rückenschmerzen oder Hüftschmerzen. Versucht man diesen Muskel mittels Muskeltraining zu kräftigen, wird der Erfolg ausbleiben. Die richtige Lösung des Problems ist die Zufuhr von Eisen.

2. Sauerstoffmangel

Für jede Verbrennung wird Sauerstoff benötigt, also auch für die Verbrennung von Nährstoffen in der Muskulatur. Bei Sauerstoffmangel erscheinen Muskeln also ebenfalls schwach. Doch wodurch kann es im Körper überhaupt zu einem Sauerstoffmangel kommen? Wir hören ja schließlich nicht plötzlich auf zu atmen. Diese Aussage mag stimmen, aber die Qualität der Atmung ist nicht immer ideal. Wenn Sie beispielsweise den ganzen Tag sitzen, sich nicht viel bewegen und sich womöglich noch in klimatisierten Räumen aufhalten, bekommt Ihr Körper zu wenig Sauerstoff. Der Grund dafür ist: Die Atmung flacht im Sitzen ab, das heißt, es arbeitet während der Atmung hauptsächlich der obere Teil der Lungen. Der wichtige Gasaustausch, also der Wechsel aus Sauerstoff- und Kohlendioxydabgabe, findet aber im unteren Anteil der Lungen statt (siehe Seite 154).

Eine weitere Ursache für einen verminderten Sauerstoffgehalt kann eine Übersäuerung sein. In der Regel führt eine dauerhaft schlechte Ernährungsweise mit zu vielen tierischen Proteinen, gesättigten Fettsäuren und Triglyzeriden sowie gesüßten Speisen und Getränken zu einer Übersäuerung des Bluts. Aber auch Stress kann dies auslösen. Wie kommt dadurch ein Sauerstoffmangel zustande? Die roten Blutkörperchen sind für den Sauerstofftransport zuständig. An ihrer Oberfläche hängen sich sozusagen Sauerstoffatome an und werden zu ihrem Bestimmungsort gebracht. Bei einer Übersäuerung ändert sich die Polarität der roten Blutkörperchen, was zur Folge hat, dass sie sich gegenseitig anziehen und gewissermaßen miteinander »verkleben«. Dieser Effekt wird »Geldrollenbildung« genannt, da die Blutkörperchen sich zu einer langen Formation verbinden. Dadurch verringert sich die Oberfläche, an der Sauerstoffatome andocken können, und es wird in der Folge weniger Sauerstoff transportiert.

3. Wassermangel

Wasser ist der Stoff, der in unserem Körper am meisten vorhanden ist. Es gibt keine Funktion, keine Zelle, die kein Wasser benötigt. Die Muskulatur benötigt Wasser auf mehreren Ebenen:

- Wasser ist das Lösungsmittel für die Nährstoffe, die der Muskel benötigt.
- Wasser hält den Muskel elastisch.
- Wasser stellt sicher, dass das Blut flüssig genug ist, es wirkt somit als Verdünnungsmittel.

- Wasser schwemmt die Schadstoffe, die bei einer Verbrennung anfallen, aus dem Körper.

Auf den letztgenannten Prozess möchte ich näher eingehen: die Entschlackung, denn eine fehlende Entschlackung der Muskulatur ist eine sehr häufige Ursache für einen schwachen Muskel.

Das Lymphsystem, quasi die Kläranlage des menschlichen Körpers, filtert die Schadstoffe aus der Muskulatur (und übrigens auch aus den Organen) und scheidet sie unter anderem über die Nieren aus. Dieser Vorgang erfordert das Zusammenspiel mehrerer Faktoren: Da das Lymphsystem keine autonome Pumpe hat, so wie unser Herz-Kreislauf-System, benötigt es die Muskelbewegung, um die Lymphflüssigkeit (auch Lymphe genannt) durch Pumpbewegungen weiterzutransportieren. Zudem ist eine tiefe Atmung notwendig, denn der damit verbundene Druckunterschied hat eine Sogwirkung auf die Lymphe und unterstützt auf diese Weise ebenfalls deren Weitertransport. Zu guter Letzt ist das Lymphsystem stark abhängig vom Wassergehalt im Körper. Je mehr Wasser vorhanden ist, umso dünnflüssiger ist die Lymphe und umso schneller können die Schlackenstoffe aus der Muskulatur entfernt und abtransportiert werden. Ist zu wenig Wasser vorhanden, ist die Lymphe dickflüssiger und dadurch träger. Der Abtransport der Schadstoffe geht viel langsamer vonstatten und die Muskulatur ist noch nicht bereit für die nächste Kontraktion. Man kann dies mit einem verstopften Vergaser bei einem Auto vergleichen. Der Wagen fährt zwar noch, aber eben nicht mehr so spritzig.

4. Bedrängter Nerv

Jeder Muskel benötigt einen Nervenimpuls als Auslöser für eine Kontraktion. Wenn ein Nerv jedoch irgendwo beeinträchtigt beziehungsweise bedrängt wird, vermindert sich die Durchflussrate des

Nervs und es gelangen demzufolge nicht genügend elektrische Impulse zur Muskulatur. Das ist so, als ob Sie das Wasser am Gartenschlauchanschluss voll aufdrehen, aber mit einem Fuß auf dem Gartenschlauch stehen. Es wäre eigentlich genug Wasser vorhanden, aber aufgrund der Druckausübung durch Ihren Fuß gelangt nicht genug Wasser bis zu Ihren Pflanzen.

Ein Grund für eine Nervenbedrängung kann zum Beispiel ein verschobener Wirbel, im schlimmsten Fall ein Bandscheibenvorfall sein. Eine weitere Ursache möchte ich Ihnen anhand eines Beispiels erklären: Die Muskulatur des Unterarms wird von Nerven versorgt, die aus der Hals- und der Brustwirbelsäule austreten. Diese Nerven verlaufen durch die Nackenmuskulatur. Ist die Nackenmuskulatur verspannt, wie es bei vielen Menschen der Fall ist, kommt es zu einer Bedrängung dieser Nerven. Das Ergebnis ist ein Defizit an Nervenimpulsen, was wiederum in einer Verminderung der Muskelkraft resultiert, da der Muskel nun weniger Impulse bekommt. Man kann das mit dem Dimmer einer Lampe vergleichen. Wenn man das Licht anschaltet, jedoch den Dimmer ganz herunterdreht, ist das Licht zwar an, es ist jedoch nicht sehr hell. So verhält es sich auch bei der Muskulatur, wenn sie zu wenig Nervenimpulse erreichen. Der Muskel funktioniert zwar, kann jedoch nicht seine volle Kraft entwickeln. Hier gilt es bei einer Therapie, die Bedrängung aufzuspüren und die Durchflussrate wieder zu erhöhen.

5. Zu wenig dreidimensionale Bewegung

In jedem Gelenk befinden sich Rezeptoren, also Nervenenden, die dem Zentralnervensystem Informationen über die Stellung des Gelenks geben. Entsprechend der Stimulation der Rezeptoren werden mehr oder weniger Nervenimpulse zur Muskulatur geleitet. Werden alle Gelenkrezeptoren stimuliert, wird das Zentralnervensystem in der Folge die volle Anzahl an Nervenimpulsen zur umgebenden Muskulatur schicken. Findet aufgrund einer Bewegungseinschränkung oder mangels dreidimensionaler Bewegung zu wenig Stimulation an dem Gelenk statt, gelangen weniger Nervenimpulse zur Muskulatur und diese reagiert mit einer Muskelschwäche. Hier ein konkretes Beispiel:

Der Alltag aller Menschen, die einer sitzenden Tätigkeit nachgehen, ist bewegungsmäßig in Bezug auf die Wirbelsäule sehr limitiert. Vor allem die Rotation, also die Verschraubung kommt zu kurz. Ich spreche hier von der Verschraubung bis an das Ende der Bewegungsmöglichkeit – also im vollen Ausmaß. Diese Bewegung wird so gut wie gar nicht mehr benutzt. Das hat zur Folge, dass eine geringere Anzahl an Nervenenden stimuliert wird und so einige Muskeln nicht ihre volle Kraft aufbauen können. Die mit diesen Muskeln verbundenen Gelenke werden nicht richtig stabilisiert, was zu Gelenkbeschwerden wie Knie-, Hüft- oder auch Wirbelsäulenschmerzen führen kann.

6. Durchblutungsstörung

Die Muskulatur bekommt alle Nährstoffe über das Blut. Ist die Durchblutung gestört, gibt es logischerweise ein Defizit an Nährstoffen und der Muskel kann sein volles Kraftpotenzial nicht ausschöpfen. Die Ursache für eine Durchblutungsstörung kann Arteriosklerose sein – eine Erkrankung der Arterien, die meist durch eine Fehlernährung ausgelöst wird und zu Ablagerungen von Blutfetten, Thromben und Bindegewebe in den Gefäßwänden führt. Die Durchblutung kann aber auch aufgrund einer Muskelverspannung gestört sein, ähnlich wie die Bedrängung eines Nervs (siehe Punkt 4).

7. Organ in Dysbalance

Jeder Muskel steht über Nervenbahnen, die einerseits aus der Wirbelsäule austreten und andererseits wieder zur Wirbelsäule hinführen, mit einem bestimmten Organ in Verbindung. Ist dieses Organ in Dysbalance, reagiert der mit ihm verbundene Muskel mit einer Über- oder Unterspannung. So schwächt zum Beispiel eine erhöhte Magensäurekonzentration einen Teil des Brustmuskels (siehe Seite 142).

8. Gestörtes Meridiansystem

Das Meridiansystem aus der Traditionellen Chinesischen Medizin, kurz TCM, ist für den Energiehaushalt im Körper zuständig. Ein Meridian besteht aus vielen einzelnen Punkten – den Akupunkturpunkten. Zwischen den einzelnen Punkten fließen feine elektromagnetische Strömungen. Jedes Organ und auch jeder Muskel ist einem bestimmten Meridian zugeordnet und wird entsprechend mit diesen elektromagnetischen Strömungen versorgt. Ist der Strom irgendwo unterbrochen, gerät der gesamte Meridian aus der Balance – man spricht hier von Leere und Fülle – und die mit ihm assoziierten Muskeln reagieren mit einer Dysfunktion, meist mit einer Schwäche. Durch Stimulation der entsprechenden Akupunkturpunkte kann der Fluss der Ströme wiederhergestellt werden und der Muskel wird sofort stärker, sofern das die Ursache seiner Schwäche war.

9. Störung im craniosacralen System

Das sogenannte craniosacrale System ist ein System im menschlichen Körper, das aus dem Zentralnervensystem und den Knochen des Schädels, der Wirbelsäule und des Beckens besteht. Die Erforschung dieser Einheit, die als das zentralste System in unserem Körper gilt, bestätigte, dass sich die Schädelknochen bewegen. Gibt es Störungen innerhalb des craniosacralen Systems, können bestimmte Muskeln mit einer Schwäche reagieren. Jeder Muskel ist einem bestimmten Schädelknochen zugeordnet. Ist dieser Schädelknochen in seiner Bewegungsfreiheit eingeschränkt, kann dies zu einer schwachen Muskulatur des zugeordneten Muskels führen (siehe Seite 131).

10. Zu wenig Regeneration

Der gesamte menschliche Organismus braucht Regeneration, also natürlich auch jeder einzelne Muskel. Jeder Sportler, der einem Trainingsplan folgt, weiß, dass es neben richtigen Trainingsreizen auch der Regeneration bedarf, um nicht in ein Übertraining zu kommen. Das bezieht sich aber genauso auf Sportmuffel, die aufgrund ihrer Arbeit bestimmte Muskeln ständig anspannen – meist aufgrund von einseitiger Belastung, aber auch aufgrund von Stress. Ausreichende Regeneration ist für die Muskulatur notwendig, damit sie wieder bereit ist, sich zusammenzuziehen.

Wie Sie sehen, gibt es für einen scheinbar schwachen Muskel einige andere Ursachen als nur Trainingsmangel. Das bedeutet: Erst wenn diese Ursachen für eine Muskelschwäche ausgeschlossen werden können, ist die Muskulatur bereit, trainiert zu werden. Der Muskel muss zuerst über alle physiologischen Voraussetzungen verfügen, die er benötigt, um optimal kontrahieren zu können. Deshalb steht das Training bei der Behandlung an letzter Stelle – was jedoch keineswegs als Abwertung desselben zu verstehen ist! Sind alle grundlegenden Faktoren gewährleistet, ist Training natürlich äußerst wichtig und auch sinnvoll. Es kommt allerdings sehr auf die Qualität des Trainings an (mehr dazu erfahren Sie auf Seite 170). Wird eine Muskelschwäche hingegen sofort mit einem Trainingsmangel »erklärt«, kann das weitreichende Konsequenzen nach sich ziehen.

Ist ein Muskel schwach,
heißt das nicht zwingend,
dass er untrainiert ist.

Aktivieren vor dem Trainieren

Ein wichtiges Verfahren zur Überprüfung der Funktionalität von Muskeln ist der Muskelfunktionstest. Ursprünglich diente er dazu, die Kraft einzelner Muskeln zu evaluieren. Auf Basis der Ergebnisse wird in der (Sport-)Therapie nach wie vor meist ein Muskelaufbau als Konsequenz angestrebt. Der Test wird demnach als Maß für den Trainingszustand eines Muskels benutzt. Eine verzögerte Reaktivität zeigt sich im Muskelfunktionstest als vermeintliche Schwäche. Ist die Person, die den Test durchführt, nicht in der Lage, dieses Ergebnis richtig zu interpretieren, wird sie aus dieser Schwäche einen Trainingsmangel ableiten.

Ich setze den Muskelfunktionstest ganz anders ein: Der Ablauf ist zwar identisch, doch ich beurteile nicht die Maximalkraft, sondern die Qualität der Anspannung, also die Art und Weise, wie der Muskel während der Kontraktion auf die Veränderung meines Drucks reagiert. Zur Erklärung: Wenn ein Muskel beansprucht werden soll und er einen Nervenimpuls bekommt, sollte er im Bruchteil einer Sekunde imstande sein, seine volle Kraft aufzubauen. So wie eine Glühbirne unmittelbar aufleuchtet, sobald Sie den Lichtschalter betätigt haben. Bekommt der Muskel keinen Nervenimpuls mehr, sollte er in die Entspannung gehen und sich regenerieren. Dies ist der Ideal- und auch Normalzustand.

Nun reagiert ein Muskel jedoch häufig nicht sofort und blitzartig, sondern baut aus irgendeinem der bereits genannten Gründe eher zögerlich seine Anspannung und Kraft auf. Dies ist, um bei dem Bild zu bleiben, mit dem Einschalten einer Neonröhre vergleichbar: Diese flackert zunächst ein paar Mal, und erst nach einigen Sekunden leuchtet sie wirklich hell. So können Sie sich die verzögerte Reaktivität eines Muskels vorstellen. Diese Besonderheiten der Muskelreaktivität entdeckte ein US-amerikanischer Arzt, Dr. George Goodheart, der daraus die Applied Kinesiology[1], kurz AK, entwickelte.

Der folgende Beispielfall zeigt, wie wichtig ein richtiges Verständnis der Muskelreaktivität ist.

Eine Eisengeschichte

Frau H., eine 35-jährige Verkäuferin, litt seit einigen Jahren an massiven Rückenschmerzen. Bildgebende Verfahren wie Röntgen und Magnetresonanztomografie (MRT) blieben jedoch ergebnislos, und sie versuchte daraufhin, sich mit verschiedenen Wirbelsäulenkursen und Fitnessstudiobesuchen zu kurieren. Doch die Beschwerden verschlimmerten sich zusehends, bis sogar die Berufsunfähigkeit drohte, da Frau H. kaum länger als eine Viertelstunde schmerzfrei stehen oder sitzen konnte.

Bei der ersten Untersuchung stellte ich eine beidseitige Inaktivität des (Ober-)Schenkelbindenspanners (*Musculus tensor fasciae latae*) fest, der – wie Sie sich vielleicht erinnern – ein wichtiger Stabilisator für das Becken ist und äußerst sensibel auf den Eisengehalt im Blut reagiert. Weist er eine Inaktivität auf, ist das Becken nicht stabilisiert und die Lendenwirbelsäule wird stark überlastet. Da alle weiteren Tests und Untersuchungen kein Ergebnis brachten, konzentrierte ich mich auf den inaktiven Muskel.

Frau H. hatte zwar schon öfters an Eisenmangel gelitten, jedoch seit fünf Jahren keine Überprüfung mehr machen lassen. Ich klärte sie über den Zusammenhang zwischen Eisenmangel und inaktiver Muskulatur auf und bat sie, bei ihrem Hausarzt ein Blutbild machen zu lassen, um den Eisengehalt festzustellen. Zwei Wochen später lag das Ergebnis vor und zeigte einen massiven Eisenmangel. Der Hausarzt verordnete ihr infolgedessen ein Eisenpräparat. Bereits nach drei Wochen reagierten die zuvor inaktiven Muskeln völlig normal und die Rückenschmerzen waren bis auf wenige Ausnahmen, etwa bei langem Stehen für mehr als eine Stunde, völlig verschwunden.

Seither kommt Frau H. regelmäßig alle drei bis vier Monate zu mir, um einen »Körper-Check« durchzuführen, wie wir es nennen. Sie lässt zudem regelmäßig den Eisengehalt in ihrem Blut bestimmen. Und sie ist bis zum heutigen Tag schmerzfrei.

In meiner täglichen Arbeit befasse ich mich in erster Linie mit den High 10, da hier viel häufiger die Ursachen für Muskeldysfunktionen zu finden sind als in einem bloßen Trainingsmangel. Man muss zuerst die Muskulatur vorbereiten, sprich aktivieren, damit sie trainiert werden kann. Sehr viele Faktoren können die Muskelaktivität beeinflussen. Hier kommt gleich ein weiteres Beispiel dafür, wie einer der High 10 die Lösung für lang anhaltende Beschwerden war.

Eine Wassergeschichte

Frau M., eine 40-jährige Volksschullehrerin, kam mit starken Schmerzen in der Lendenwirbelsäule, die sie bereits seit Monaten plagten, zu mir in die Praxis. Sie hatte sechs Monate zuvor ein Kind zur Welt gebracht. Frau M. erzählte mir, dass sie schon mehrere Arzt- und Therapeutenbesuche und Untersuchungen wie Röntgen, Magnetresonanz- und Computertomografie hinter sich gebracht habe – leider ohne Erfolg. Sie konnte nach wie vor nicht schmerzfrei stehen, gehen oder liegen, ganz abgesehen vom Tragen ihres Babys. Das war neben den körperlichen Schmerzen verständlicherweise emotional sehr schwierig für sie, da sie sich nicht so um ihr Kind kümmern konnte, wie sie es gerne getan hätte.

Bei der Untersuchung fiel mir auf, dass ihr gesamter Körper etwas aufgedunsen oder leicht geschwollen schien. Bei den Muskeltests, die zur Untersuchungsroutine gehören, fand ich keinen einzigen Muskel, der »stark« oder besser gesagt »normal« reagierte. Alle Muskeln waren schwach! Bei der weiteren Untersuchung ergab sich, dass jeder Muskel normal reaktiv, also stark wurde, wenn ich die entsprechenden Lymphreflexpunkte aktivierte. Lymphreflexpunkte sind ähnlich wie Fußreflexpunkte. Für jeden Muskel gibt es irgendwo am Körper einen Lymphreflexpunkt. Wird dieser stimuliert, also gedrückt oder gerieben, wird der dazugehörige Muskel kurzzeitig lymphatisch besser versorgt und die Entschlackung dadurch angekurbelt.

Wie Sie bereits wissen, ist das Lymphsystem stark abhängig vom Wassergehalt des Körpers. Ist genug Wasser vorhanden, ist die Lymphflüssigkeit dünnflüssig genug, um ihre Aufgabe im Körper zu erfüllen: Die Schadstoffe werden rechtzeitig aus der Muskulatur herausgefiltert, damit die nächste Kontraktion stattfinden kann. Ist der Wassergehalt im Körper zu niedrig, ist die Lymphflüssigkeit dickflüssiger. Sie fließt dadurch langsamer und die Schadstoffe werden zu langsam aus der Muskulatur abtransportiert. Die nächste Kontraktion wird verzögert oder läuft nicht optimal ab.

Auf meine Frage, wie viel Wasser sie täglich zu sich nehme, antwortete Frau M.: »Gar keines – ich trinke etwa anderthalb Liter Kaffee am Tag.« Sie können sich vorstellen, wie erstaunt ich über diese Antwort war! Sie trinke ausschließlich Kaffee, um das Wasser aus ihrem Gewebe zu schwemmen, erläuterte sie weiter. Seit der Schwangerschaft litt sie unter Wassereinlagerungen im Körper, von denen sie sich endlich befreien wollte. Sie hatte daher begonnen, jede Menge Kaffee zu trinken, da dieser dem Körper ja bekanntlich »Wasser entzieht«. Ich muss gestehen, dass der Gedanke zunächst durchaus nachvollziehbar ist. Denn es stimmt: Kaffee, besser gesagt das Koffein, regt die Nieren an, Wasser auszuscheiden, ohne es im Körper verwendet zu haben. Allerdings ist die Reaktion zu 100 Prozent gegenläufig. Dieser Vorgang hat nämlich auch zur Folge, dass zu wenig Wasser für die Stoffwechselvorgänge im Körper verfügbar ist.

Ich erklärte Frau M. daher, dass ihr Körper zwar im Gewebe viel Wasser gespeichert hatte, ihm jedoch gleichzeitig viel zu wenig Wasser für die Erfüllung aller Stoffwechselvorgänge im Körper zur Verfügung stand. Der menschliche Körper ist in Alarmbereitschaft, sobald zu wenig Wasser vorhanden ist. Wenn er kein Wasser bekommt, bunkert er es überall, wo es nur geht – auch im Gewebe. Der übermäßige Kaffeegenuss brachte also gar nichts, er verschlimmerte die Situation sogar noch. Der Wassermangel legte ihr gesamtes Lymphsystem lahm. Die Lymphe konnte die Muskulatur nicht mehr entschlacken. Das Resultat war eine Dysfunktion fast aller Muskeln, und infolgedessen hatte ihre Wirbelsäule nicht genug Halt. Das war meiner Meinung nach die Ursache ihres Problems.

Ich demonstrierte ihr auf der Stelle die Wirksamkeit von Wasser: Sie trank ein Glas Wasser und behielt einen Schluck im Mund, während ich die Muskeltests wiederholte, die vorher alle ein schwaches Ergebnis gebracht hatten. Dieses Mal waren alle Muskeln deutlich stärker, und das innerhalb von Sekunden.

Hier kam ein Reflex zum Tragen, der bei uns Menschen nur noch rudimentär ausgebildet ist. Auf der Zunge befindet sich eine große Anzahl von Nervenenden, die direkt mit dem Gehirn verschaltet sind. Alles, was in Kontakt mit der Zunge kommt, wird vom Gehirn beurteilt: gut – neutral – schlecht. Diese Information gelangt als unterschiedliche Muskelspannung in den Körper. Das bedeutet, dass ein Muskel entweder mehr Spannung aufbaut, die gleiche Spannung beibehält oder weniger Spannung zeigt. Dieser Reflex schützt uns vor Giften oder schädlichen Stoffen. Da wir ihn jedoch schon sehr lange nicht mehr als Überlebensstrategie nutzen, ist er eben nur noch ansatzweise vorhanden. Wenn ein Muskel durch den Schluck Wasser im Mund stärker reagiert, bedeutet das, dass dem Muskel Wasser fehlt.

Die Lösung war also, ausreichend Wasser zu trinken. Ich riet ihr zu mindestens drei Litern täglich, da ihre Schmerzen von einem exzessiven Wassermangel ausgelöst wurden. Sie schaute mich ungläubig an und stürmte wütend aus meiner Praxis mit den Worten: »Das kann doch nicht so einfach sein. Das ist ja völliger Quatsch! Und dafür bin ich extra hierhergekommen? Zahlen werde ich dafür sicher nichts!« Acht Wochen später stellte ich leicht verwundert fest, dass sie wieder einen Termin vereinbart hatte. Ich war sehr gespannt, was auf mich zukommen würde. Eigentlich erwartete ich eine Beschwerde, da ich ihr trotz ihrer Ankündigung, kein Honorar für den Termin zahlen zu wollen, eine Rechnung geschickt hatte. Aber es sollte ganz anders kommen.

Als Frau M. den Raum betrat, sah ich sofort, dass sich ihr Körper verändert hatte: Ihr Gewebe sah völlig normal aus und sie wirkte viel schlanker. Als Erstes entschuldigte sie sich für ihre Reaktion beim letzten Termin, vor allem für ihre Skepsis. In den letzten Wochen habe sie noch weitere Therapeuten und Ärzte aufgesucht und mit verschiedensten Muskelübungen und Therapien erneut nichts erreicht. Deshalb habe sie sich entschlossen, meinem Ratschlag doch noch zu folgen, sozusagen als letzte Möglichkeit. Sie stoppte ihren übermäßigen Kaffeekonsum und trank jeden Tag mindestens drei Liter Wasser. Bereits nach zwei Wochen verminderten sich ihre Schmerzen und nach drei Wochen waren sie gänzlich verschwunden. Sie kamen nur wieder, wenn sie nicht mindestens drei Liter Wasser täglich trank. Klingt doch logisch – oder besser: »körperlogisch«, oder?

Ich war sehr erfreut, dass Frau M. durch eine Veränderung ihres Trinkverhaltens ihre Beschwerden losgeworden war. Doch keiner ihrer Freunde und Bekannten glaubte, dass die Lösung so simpel sein sollte und sie »nur« mehr Wasser trinken musste. Diese Reaktion erlebe ich sehr häufig. Wenn es eine einfache Lösung gibt, wird diese sehr kritisch beäugt, denn sie erscheint zu einfach, um wahr zu sein. Dabei geht es lediglich um das Nutzen der Körperlogik. Für viele Menschen ist es glaubwürdiger, wenn die Ursache eines Problems und dessen Lösung sehr komplex und kompliziert erscheinen. Einfache Lösungen sind offenbar zu unspektakulär und werden deshalb schwerer akzeptiert. Sehr schade!

Wasserwahrheiten

Ich möchte noch ein wenig beim Thema Wasser bleiben. Auch wenn jeder im Grunde weiß, dass es wichtig ist, viel Wasser zu trinken, wissen leider nur sehr wenige, wie wichtig es für den Körper und das Wohlbefinden ist. Grundsätzlich gilt: Es gibt keine Vorgänge im Körper, die kein Wasser benötigen. Alles, was geschieht, kann nur mit genügend Wasser optimal ablaufen. Jeder Muskel, jedes Organ, jeder Knochen, das Blut, das Gehirn, einfach alles ist in seiner Leistungsfähigkeit vom Vorhandensein von Wasser abhängig.

Ermittlung der nötigen Wasserzufuhr

Die Preisfrage lautet: Wie viel Wasser sollte »man« denn nun pro Tag trinken? Die durchschnittliche Mindestmenge für eine gesunde Person lässt sich mit folgender Faustregel ermitteln: drei Prozent des Körpergewichts in Litern.[2] Wenn eine Person also beispielsweise 70 Kilogramm wiegt, sieht die Rechnung so aus:

$$70 \div 100 = 0{,}7$$
$$0{,}7 \times 3 = 2{,}1$$

Das bedeutet, dass der tägliche Wasserbedarf bei diesem Menschen 2,1 Liter beträgt. Bei mäßiger Belastung und normaler Umgebungstemperatur können drei Prozent des Körpergewichts zur Berechnung des Wasserbedarfs durchaus stimmen. Das ist dann das absolute Minimum. Bei sehr vielen Menschen müsste man den Prozentsatz aber eigentlich auf mindestens vier Prozent erhöhen.

Folgende Faktoren erhöhen den individuellen Wasserbedarf:

- Körperliche Arbeit
- Vielsprecher, zum Beispiel Lehrer, Seminarleiter, Schauspieler
- Arbeiten in Räumen mit einer Klimaanlage: Dadurch dehydriert der Körper viel schneller – er trocknet aus.
- Hohe Temperaturen
- Stress: Durch Stress erhöht sich der Säuregehalt im Körper. Diese Säure wird durch Wasser verdünnt beziehungsweise ausgeglichen. Außerdem erhöht sich die Schweißbildung bei Stress.
- Sport (pro Stunde Ausdauersport rechnet man rund einen Liter Wasser zusätzlich)

Diese Faktoren sollten Sie bei der Ermittlung Ihres täglichen Wasserbedarfs unbedingt einkalkulieren und entsprechend mehr Wasser trinken. Abhängig von der Intensität der körperlichen Tätigkeit sollten Sie die benötigte Trinkmenge auf etwa vier bis fünf Prozent des Körpergewichtes erhöhen.

Konstante Wasserzufuhr

Einige Menschen trinken den ganzen Tag über fast nichts, aber dafür am Abend zwei bis drei Liter auf einmal – in dem Glauben, ihren Körper auf diese Weise ausreichend mit Wasser zu versorgen. Das ist jedoch leider ein Irrglaube! Der menschliche Körper verbraucht den ganzen Tag Wasser und benötigt dementsprechend eine kontinuierliche Zufuhr, um die optimale Versorgung der Zellen aufrechtzuerhalten. Im Laufe eines Tages ist der Wasserbedarf zwar unterschiedlich, dennoch muss konstant Wasser zugeführt werden.

Als Faustregel gilt: Am Vormittag benötigt der Körper etwas mehr und zum Abend hin immer weniger Wasser – jeweils abhängig von den beschriebenen Faktoren. Außerdem kann der Körper kaum mehr als 250 Milliliter Wasser auf einmal aktiv nutzen. Das bedeutet: Selbst wenn Sie einen halben Liter Wasser auf einmal trinken, kann Ihr Körper nur die Hälfte verwenden. Der Rest wird ungenutzt ausgeschieden. Die Devise lautet also: Trinken Sie wohldosiert und dem Tagesverlauf angepasst schluckweise oder viertelliterweise Wasser, sodass kein Durstgefühl entsteht.

Trinkerinnerung

Viele Menschen vergessen das Trinken schlichtweg, da ihr Tagesablauf sehr intensiv und stressig ist. Der Wille zur Erhöhung der getrunkenen Wassermenge ist zwar da, doch es mangelt an der Umsetzung. Kommt Ihnen das auch irgendwie bekannt vor? Wenn ja, brauchen Sie einen »Wassertrink-Coach«, der Sie immerzu ans Wassertrinken erinnert. Das Gute ist: Für diesen Zweck gibt es bereits eine große Zahl an Apps für Smartphones, Smartwatches oder Tablets. Einige von ihnen sind sogar sehr spielerisch gestaltet, für diejenigen, die noch eine zusätzliche Motivationsspritze benötigen. Suchen Sie sich einfach den passenden Helfer aus und optimieren Sie dauerhaft Ihr Trinkverhalten!

Ein Golferarm, ohne Golf zu spielen

Bleiben wir der Körperlogik in detektivischer Art und Weise weiter auf der Spur und widmen uns einer Diagnose, die auf den ersten Blick immer wieder Verwirrung stiftet: dem Golfer- beziehungsweise Tennisarm.

Haben oder hatten Sie jemals einen sogenannten Tennis- oder Golferarm[3], ohne jemals eine dieser Sportarten ausgeübt zu haben? Oder kennen Sie jemanden, dem es so erging? Woher kommen diese Beschwerden, wenn die Sportart offensichtlich nicht die Ursache ist? Lassen Sie es mich anhand der Geschichte eines meiner Patienten erklären.

Eine Ursache-Schmerz-Geschichte

Herr S., ein 50-jähriger erfolgreicher Manager einer großen IT-Firma, kam mit der Diagnose Golferarm an beiden Armen zu mir in die Praxis. Die Beschwerden waren zu diesem Zeitpunkt bereits seit über einem Jahr mal mehr, mal weniger stark präsent. Im Rahmen des ersten Gesprächs erzählte Herr S., dass er aufgrund seines Berufs viele Stunden am Tag im Auto, im Flugzeug oder bei Besprechungen verbringen, also sitzen müsse, und das bereits seit mehr als 20 Jahren. Die Beschwerden seien schon einmal einige Jahre zuvor aufgetreten, jedoch nach drei Injektionen in den Ellbogen wieder vergangen. Nachdem das damals so gut geklappt hatte, habe er es auch diesmal zunächst damit versucht – nur leider ohne Erfolg. Die Schmerzen blieben und weiteten sich sogar auf den Unterarm aus.

Als ich Herrn S. im Stehen, vor allem von der Seite, betrachtete, war unverkennbar, dass seine Körperhaltung durch das viele Sitzen ziemlich stark gelitten hatte. Seine Haltung sah in etwa so aus wie in der Abbildung auf Seite 76:

- Die Wirbelsäule war in sich zusammengesunken.
- Die Lordose (Krümmung der Wirbelsäule nach vorn) der Lendenwirbelsäule war vermindert, teilweise sogar umgekehrt.
- Die Lordose der Halswirbelsäule war so verändert, dass der Kopf weiter nach vorn ragte und sich die Krümmung zu einer Geraden hin veränderte (in der Fachsprache nennt man das Steilstellung der Halswirbelsäule).
- Die Kyphose (Krümmung der Wirbelsäule nach hinten) der Brustwirbelsäule war im Gegenzug massiv verstärkt – man nennt diese Fehlhaltung umgangssprachlich auch Rundrücken.

Das Verflixte dabei ist: Da unser Körper sich unseren Gewohnheiten anpasst, wird eine lang andauernde Fehlhaltung irgendwann als normal empfunden. So nahm auch Herr S. diese Fehlstellung gar nicht mehr als solche wahr; für ihn war seine Körperhaltung subjektiv in Ordnung.

Die physiologisch korrekte Aufrichtung der Wirbelsäule ging also verloren. Infolgedessen kam es zu folgenden Problemen: Die einzelnen Wirbel waren verschoben und verdreht. Die aus der Wirbelsäule heraustretenden Nerven wurden dadurch bedrängt, was wiederum zu einer verminderten Durchflussrate der Nervenimpulse führte. Bei Herrn S. wurde vor allem die Halswirbelsäule in Mitleidenschaft gezogen. Die Nerven der Halswirbelsäule, welche die Impulse zu den Muskeln der Arme und der Hände leiten, waren aufgrund der Fehlstellung bedrängt. Somit kamen nicht ausreichende Impulse zur Hauptmuskulatur der beiden Ellbogen. Dadurch sank die Reaktivität dieser Muskulatur, die nicht mehr die volle Leistung bringen konnte (siehe High 10). Die fehlende Kraft wurde von Hilfsmuskeln abgefangen, und so entstand eine Kompensation, die allerdings nur für kurze Zeit schmerzfrei ablaufen konnte. Denn in weiterer Folge wurden die Hilfsmuskeln überlastet und entzündeten sich. Es kam zu Schmerzen am Ellbogen. Die Schmerzen entstanden also nicht am Ort der Ursache.

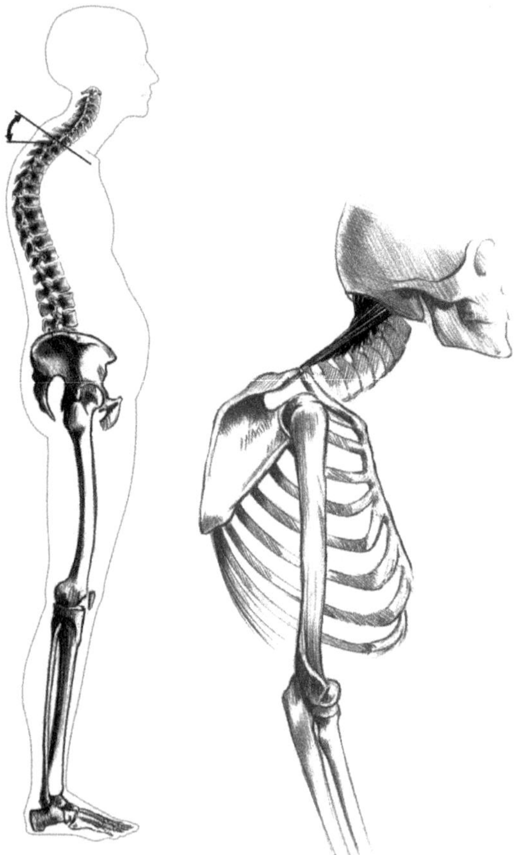

Fehlhaltung von Brust und Halswirbelsäule

Die Ursache für den diagnostizierten Golferarm an beiden Seiten war demnach die Fehlhaltung der (Hals-)Wirbelsäule, und nicht etwa eine falsche Technik beim Golfspielen – zumal Herr S. nie im Leben Golf gespielt hatte!

Die Therapie bestand darin, die gesamte Wirbelsäule zu mobilisieren, also zu lockern. Ziel war es, den Wirbeln die Möglichkeit zu geben, wieder in die richtige Position zu gelangen und die bedrängten Nerven freizugeben. Mithilfe von einfachen Bewegungsübungen erarbeitete sich Herr S. wieder eine aufrechtere Haltung. Er erlernte zudem noch eine Reihe von leicht durchzuführenden Übungen, die seine Alltagshaltung unterbrachen. Dadurch erreichte er, dass seine Wirbelsäule in bestimmten Abständen einen Impuls bekam, sich aufzurichten. Je öfter dieser Impuls von ihm gesetzt wurde, desto schneller konnte sich seine Wirbelsäule wieder an die neue (alte) aufgerichtete Position gewöhnen, und diese wieder als normal integrieren. Zusätzlich wurde die schmerzhaft verspannte Muskulatur gedehnt, was den Heilungsprozess beschleunigte.

Nach sechs Wochen waren seine Beschwerden verschwunden. Damit Herr S. dauerhaft schmerzfrei blieb und die weitere Aufrichtung der Wirbelsäule gewährleistet war, hielt ich ihn dazu an, die Übungen weiterhin regelmäßig durchzuführen.

Aus dieser Geschichte lässt sich eine sehr wichtige Information ableiten: Bei einer statischen Tätigkeit sind bewegte Pausen – damit sind Pausen gemeint, in denen man die Sitzhaltung unterbricht und einfache Bewegungsübungen ausführt – überaus wichtig. Sie geben der Wirbelsäule und auch allen anderen Gelenken und Muskeln die Möglichkeit, wieder aktiv zu werden. Der gesamte Organismus wird aktiviert, und auch der Geist wird wieder frischer und leistungsfähiger (mehr dazu ab Seite 116).

Treten die gleichen Beschwerden an denselben Körperstellen beider Körperhälften auf, ist die Ursache so gut wie nie dort zu finden, wo sich der Schmerz befindet. Sie ist in solchen Fällen vielmehr zentraler zu suchen, nämlich dort, wo die beiden Körperteile einen Verbindungspunkt haben. Und das ist in den meisten Fällen die »zentrale Zone«, also das Becken, die Wirbelsäule und das darin befindliche Zentralnervensystem.

Ursache-Folge-Kette

Wie Sie am vorangegangenen Beispiel sehen konnten, arbeitet der menschliche Körper mit großer Kraft daran, Unstimmigkeiten auszugleichen, ohne dass es für uns spürbar ist. Leider ist das Resultat irgendwann trotz allem Schmerz – allerdings an einer völlig anderen Stelle als dem ursprünglichen Ausgangspunkt. Diesen Umstand nennt man in der Fachsprache Ursache-Folge-Kette, kurz UFK. Es gibt unendlich viele Möglichkeiten von Ursache-Folge-Ketten im Körper: aufsteigende UFK, absteigende UFK, quer verlaufende UFK et cetera.

Aufbau des Sprunggelenks

Anhand einer scheinbaren Banalität, nämlich eines Umknickens im Sprunggelenk, möchte ich Ihnen beispielhaft das Prinzip einer aufsteigenden UFK erklären (siehe Abbildung rechts).[4] Zuvor aber zum besseren Verständnis ein paar anatomische Details:

- Der äußere Knöchel ist über drei Bänder mit dem Fuß verbunden. Diese Bänder stabilisieren das Sprunggelenk und dienen als Schutz vor größeren Verletzungen.
- Der äußere Knöchel ist das untere Ende eines langen Knochens, des Wadenbeins. Das obere Ende des Wadenbeins liegt an der Außenseite des Unterschenkels, knapp unterhalb des Knies.

- Vom oberen Ende des Wadenbeins zieht ein Muskel, der Beinbeuger (*Musculus biceps femoris*), zum Sitzbeinknochen derselben Seite. (Der Sitzbeinknochen ist der Teil des Beckens, auf dem Sie wahrscheinlich gerade sitzen).

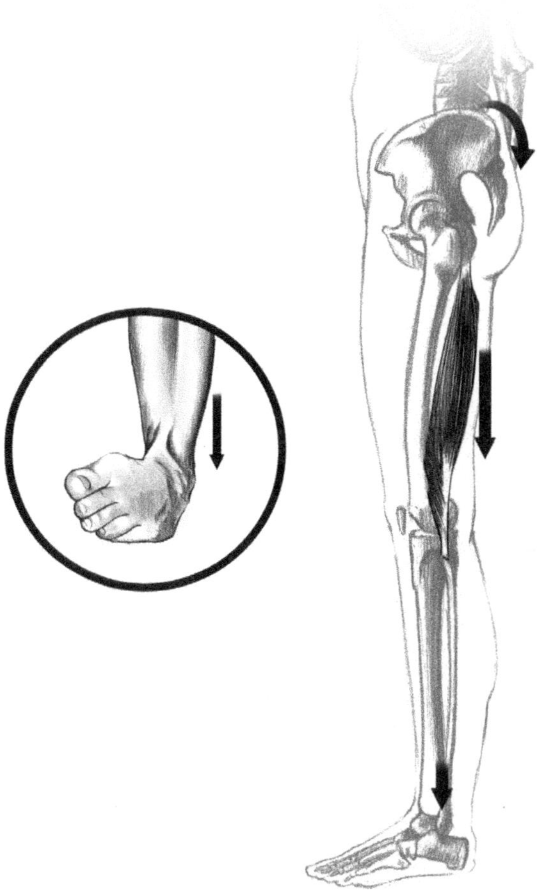

Umknicken im Sprunggelenk

Aufsteigende UFK: Umknicken im Sprunggelenk, Schmerzen in der Schulter

Wenn man im linken Sprunggelenk nach außen knickt, werden die drei Bänder auf der Außenseite gedehnt beziehungsweise gezerrt. Der Zug der Bänder überträgt sich auf den Knöchel, wodurch dieser nach unten gezogen wird. Da der äußere Knöchel das untere Ende des Wadenbeins darstellt, hat dies zur Folge, dass das gesamte Wadenbein etwas nach unten gezogen wird. Der *Musculus biceps femoris* wird durch das Absacken des Wadenbeins unvorbereitet überdehnt und zieht sich als Reaktion zusammen.

Dieser Zug wird über den Sitzbeinknochen auf die Darmbeinschaufel (Beckenschaufel) übertragen, wodurch es zu einer Drehung der Darmbeinschaufel kommt. Sie dreht – oder besser kippt – nach unten/hinten (siehe dazu Abbildung rechts). An der Darmbeinschaufel setzen Muskeln an, die über Faszienverbindungen[5] zu den Wirbeln der Lendenwirbelsäule verlaufen. Diese Muskulatur wird durch die leichte Drehung der Beckenschaufel gedehnt, zieht sich wiederum zusammen und dreht die Wirbel auf die rechte Seite. Auf der gegenüberliegenden Seite der Lendenwirbelsäule entspringt ein Muskel (großer Rückenmuskel, *Musculus latissimus dorsi*), der bis zur rechten Schulter verläuft. Auch dieser Muskel wird aufgrund der Drehung der Lendenwirbel unvorbereitet gedehnt und zieht sich zusammen.

Die Folge ist, dass die rechte Schulter nach unten gezogen wird. Wenn diese Fehlstellung des Schultergelenks länger besteht, führt dieser Zustand zu Schmerzen in der rechten Schulter. Wird das Hauptaugenmerk in der Therapie nur auf die Schulter gelegt, wird der Erfolg nicht von langer Dauer sein, da die Ursache nicht in der Schulter, sondern am »anderen Ende« des Körpers, nämlich im linken Sprunggelenk, zu finden ist!

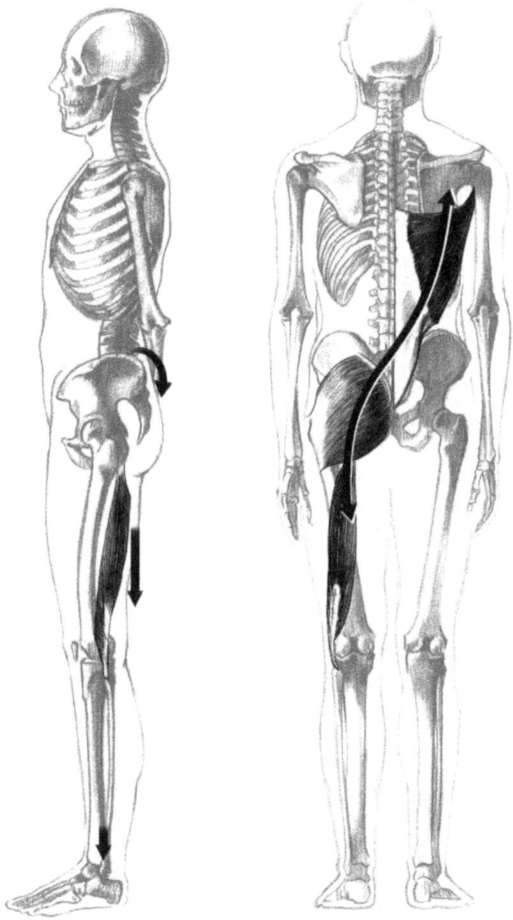

Aufsteigende UFK

Wie Sie sehen, kann sich die Ursache von Schmerz in einer völlig anderen Region befinden als dort, wo die Schmerzen lokalisiert werden. Sie treten meist am Ende der Kompensationskette auf. Die geschilderte UFK zeigt, wie vernetzt der menschliche Körper ist. Keine Verletzung, kein Trauma bleibt ohne Folge am restlichen Körper.

Ein schiefes Becken: Ausgangspunkt vieler Probleme

Eine aufsteigende UFK erlebe ich fast täglich in meiner Praxis. In den seltensten Fällen steigt sie jedoch bis zur gegenüberliegenden Schulter auf. Sie bleibt meistens in der Becken-/Lendenwirbelsäulenregion »stecken« und manifestiert sich hier als sogenannter Beckenschiefstand. Es können zum Beispiel Rücken-, Leisten- oder Knieschmerzen auftreten.

In vielen Fällen folgt dann die Diagnose: Beckenschiefstand mit Beinlängendifferenz. Der Beckenschiefstand wird auch häufig »verdrehtes Becken« genannt, weil sich die beiden Beckenschaufeln gegeneinander verdrehen. Das Resultat ist meist eine sogenannte scheinbare Beinlängendifferenz. Die Beinlänge ist jedoch vielfach nicht wirklich unterschiedlich. Es ist also keine anatomische, sondern eine funktionelle Ursache. Wie in der Abbildung auf Seite 84 zu sehen ist, zieht die Beckenschaufel, die sich nach hinten dreht, das Hüftgelenk hoch. Deshalb scheint das Bein dieser Seite kürzer beziehungsweise das Bein der Gegenseite länger zu sein.

Es gibt durchaus anatomische Beinlängendifferenzen, zum Beispiel aufgrund von Knochenbrüchen, künstlichen Hüft- beziehungsweise Kniegelenken oder neurologischen Erkrankungen. Erfahrungsgemäß kann ich jedoch sagen, dass bei meinen Patienten in den 20 Jahren die Ursache in etwa 70 bis 80 Prozent der diagnostizierten Beinlängendifferenzen eine Beckenverdrehung und keine anatomische Beinlängendifferenz war. Leider wird diesem Umstand viel zu wenig Beachtung geschenkt und mit folgenden Worten abgetan: »Ein bisschen schief sind wir ohnehin alle. Das ist kein Problem, das macht nichts.« Ein folgenschwerer Irrtum!

Im schlimmsten Fall wird diese nicht anatomische Beinlängendifferenz wie eine anatomische behandelt, und zwar mittels eines Höhenausgleichs. Doch während bei einem anatomischen Längenunterschied ein Höhenausgleich durchaus nützlich ist, verschlimmert man bei einem funktionellen Längenunterschied die Fehlstellungen im Becken. Das heißt, dadurch wird die Schiefstellung beziehungsweise Fehldrehung der Beckenschaufeln sogar noch unterstützt. Die Wirbelsäule muss in der Folge diese Fehlstellung ausgleichen und kommt ihrerseits in eine Fehlbelastung. Dies wiederum kann zu einer ganzen Reihe von Kompensationsmechanismen führen.

Dauert die Fehlstellung im Becken längere Zeit an, reagiert der Körper mit einem neurologischen Reflex: Die Versorgung der Muskulatur auf der Oberschenkelrückseite mit Nervenimpulsen wird reduziert. Das hat zur Folge, dass diese Muskulatur nicht ihre volle Kraft und Reaktivität aufbauen kann und somit ihre Funktion nicht hundertprozentig erfüllen kann. Bei einem Muskelfunktionstest wird diese Muskelgruppe also als schwach erscheinen.

Folgende Bereiche sind in diesem Fall unter anderem nicht ausreichend muskulär gestützt beziehungsweise geschützt:

- **Füße:** Achillessehnenentzündung, Schmerzen an der Fußsohle und am Knöchel
- **Hüfte/Leiste:** Schmerzen in der Leiste und an der Außenseite der Hüfte
- **Knie:** Knieschmerzen, vor allem beim Bergabgehen
- **Lendenwirbelsäule:** Kreuzschmerzen, Schmerzen am Kreuzdarmbeingelenk
- **Schultergelenk:** Vor allem Schmerzen beim seitlichen Anheben des Arms

Was dann passiert, wissen Sie bereits: Der Körper gleicht die fehlende Muskelaktivität durch mehr Aktivität anderer, benachbarter Muskeln aus. Da diese Muskulatur jedoch nicht für eine dauerhafte Ausgleichsbelastung geschaffen ist, kommt es zu Problemen an einer anderen Stelle, mitunter sogar an einem Organ.

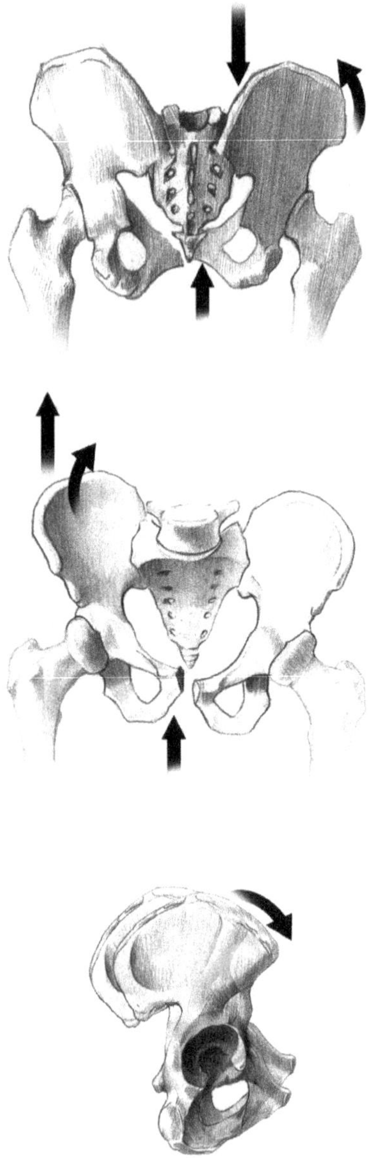

Beweglichkeit der Beckenschaufeln

Wie Sie in der Abbildung auf Seite 86 sehen können, kann ein Ungleichgewicht in der knöchernen Struktur (verdrehtes Becken, verschobene Wirbelsäule) zur Folge haben, dass die Nerven, die aus der Wirbelsäule austreten, aufgrund der falschen Stellung der einzelnen Wirbel irritiert werden. Diese Nerven leiten dann zu wenig Information an die von ihnen versorgten Muskeln und Organe, was wiederum ein weiteres strukturelles Ungleichgewicht erzeugt. Es entsteht abermals ein Teufelskreis der Kompensationen und Ursache-Folge-Ketten.

Nun gilt es, diesen Teufelskreis zu unterbrechen und zu stoppen. Einer der wichtigsten Bereiche, an denen man in einem solchen Fall ansetzen muss, ist das Becken, da es die Schnittstelle zwischen Ober- und Unterkörper darstellt und massiv an der zentralen Stabilität des Körpers beteiligt ist.

Ein balanciertes, also ausgeglichenes Becken ist die Basis eines schmerzfreien und frei beweglichen Bewegungsapparats.

Eine Beckengeschichte

Herr K., 59 Jahre alt, wurde bereits mit 55 Jahren in Frührente geschickt, da er aufgrund starker Schmerzen in der Lendenwirbelsäule nicht mehr arbeitsfähig war. Trotz zahlreicher Untersuchungen gab es keine klare Diagnose, woher die Schmerzen kamen. Nach einer vierjährigen Odyssee und vergeblichen Heilungsversuchen wurde Herr K. mit der Diagnose »psychosomatische Lumboischialgie« nach Hause geschickt. Lumboischialgie bezeichnet im medizinischen Fachjargon Schmerzen in der Lendenwirbelsäule unter Beteiligung des Ischiasnervs. Trotz Physiotherapie verbesserte sich sein Zustand nicht, im Gegenteil: Herr K. litt unter Schmerzen – in Ruhe, in Bewegung, nachts und den ganzen Tag über.

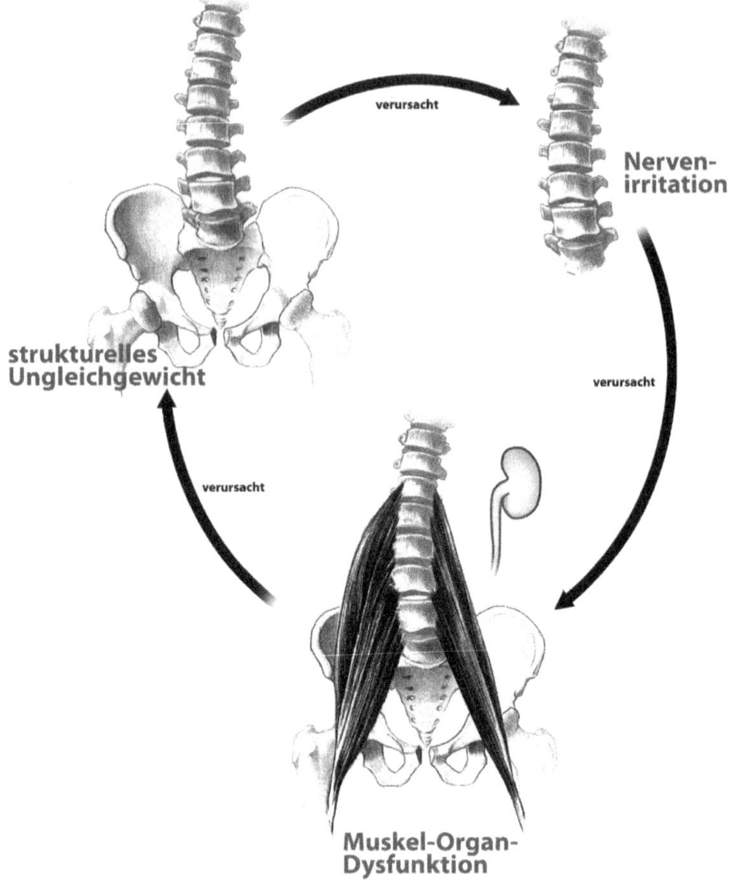

Fortlaufende UFK

Bei seinem ersten Besuch in meiner Praxis befragte ich ihn ausführlich zu der Zeit vor dem Beginn der Beschwerden und auch zu seiner Tätigkeit bei der Straßenmeisterei. Er erzählte mir, seine Hauptaufgabe im Frühjahr und Sommer sei gewesen, bei der Straßenmarkierung die Markierungshütchen aufzustellen. Zu diesem Zweck stand er mit einem Fuß immer auf der Rampe des Markierungsfahrzeugs und mit dem anderen Fuß auf der Straße, um die Hütchen zu platzieren. In dieser Haltung befand sich sein Körper mehrere Stunden am Tag, viele Monate im Jahr.

Bei der Untersuchung seines Beckens und seiner Wirbelsäule hatte ein Arzt einen massiven Beckenschiefstand festgestellt. Die Verdrehung des Beckens war ein genaues Abbild seiner Arbeitsposition. Aufgrund der wiederkehrenden asymmetrischen Belastung hatte sich seine Körperhaltung entsprechend angepasst. Durch sein verdrehtes Becken war es zu einer Beinverkürzung gekommen, die er mithilfe einer drei Zentimeter dicken Einlage ausgleichen sollte.

Bei meiner Untersuchung seines Beckens und der relevanten Muskeln, die mit dem Becken in Verbindung stehen, zeigte sich eine völlige Inaktivität der rückseitigen Oberschenkelmuskulatur – sehr häufig ein klares Zeichen für eine funktionelle Beinlängendifferenz und somit eine Beckenverdrehung. Diese Muskelgruppe ist Teil einer Muskel- und Fasziendiagonale, die vom linken Fuß zur rechten Schulter und vom rechten Fuß zur linken Schulter reicht. Sie ist eine der wichtigsten Stützen für die Lendenwirbelsäule, die Bandscheiben und auch für die Rückseite der Knie.

Wie Sie wissen, wird bei einer länger andauernden Beckenverdrehung ein neurologischer Reflex aktiv, der die rückseitige Oberschenkelmuskulatur in ihrer Aktivität hemmt. Dadurch ist diese Stütze für die Lendenwirbelsäule nicht mehr gegeben. Die Belastungen, die normalerweise von den Muskeldiagonalen abgefangen werden, reichen nun in tiefere Regionen: Bänder, Gelenke, Gelenkkapseln, Bandscheiben. Das bringt früher oder später Schmerzen mit sich.

Genau diese Ursache-Folge-Kette lief auch bei Herrn K. ab. Das war die eigentliche Ursache seiner Rückenschmerzen. Mithilfe von sogenannten Lagerungskeilen (siehe Abbildung) unterlagerte ich sein Becken so, dass es aus der Fehldrehung in die richtige Position gebracht wurde.

Diese Lagerung wurde zu seiner täglichen Hausaufgabe für die Zeit bis zur nächsten Therapiesitzung. Nach vier Wochen waren seine Schmerzen verschwunden, obwohl der Beckenschiefstand immer noch bestand. Doch sein Körper war wieder unter die Kompensationsgrenze gelangt und damit schmerzfrei.

Die Geschichte von Herrn K. steht stellvertretend für all die Patienten, die mit Beschwerden im Bereich der Lendenwirbelsäule zu mir kommen. Bei ihm saß die Beckenverdrehung so fest im Körper, weil sie über Jahrzehnte hinweg bestand. Sein gesamter Bewegungsapparat hatte sich darauf eingestellt. Ich ging davon aus, dass sich der Beckenschiefstand wohl nicht mehr komplett eliminieren lassen würde. Er konnte jedoch so weit korrigiert werden, dass die Schmerzen nicht mehr wiederkehrten. Herr K. liegt seitdem täglich 20 bis 30 Minuten auf den Keilen und ist den ganzen Tag über schmerzfrei, was für ihn einen großen Erfolg und eine enorme Verbesserung

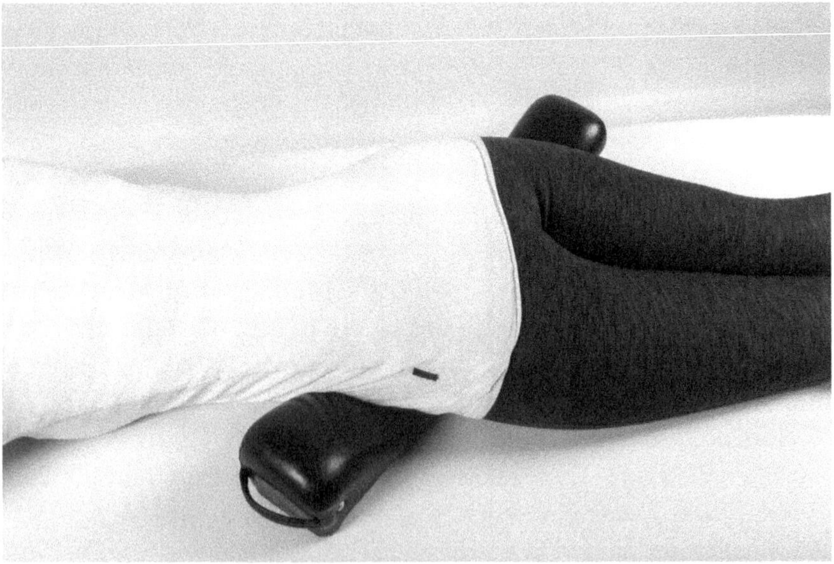

Korrektur einer Beckenschiefstellung mittels Lagerungskeilen

seiner Lebensqualität darstellt. Er kommt ebenfalls in regelmäßigen Abständen zur Kontrolle.

Besteht ein Beckenschiefstand über längere Zeit und sind die Bandscheiben dadurch nicht ausreichend muskulär geschützt, besteht zudem die große Gefahr eines Bandscheibenvorfalls in der Lendenwirbelsäule. Ich habe in meiner Praxis noch keinen einzigen Bandscheibenvorfall an der Lendenwirbelsäule gesehen, bei dem das Becken nicht verdreht, also »schief« war – Unfälle ausgenommen. Ich will damit nicht sagen, dass die alleinige Ursache für Bandscheibenprobleme ein verdrehtes Becken und die Lösung die Korrektur dieser Verdrehung ist. Ich bin jedoch fest davon überzeugt, dass der Ausgleich einer funktionellen Beinlängendifferenz und eines Beckenschiefstands eine der wichtigsten präventiven Maßnahmen zum Schutz der Bandscheiben in der Lendenwirbelsäule ist.

Höhenausgleich: ja oder nein?

Nach der Diagnose einer Beinlängendifferenz wird in der Regel sofort eine Einlage zum Höhenausgleich verschrieben. Handelt es sich tatsächlich um eine anatomische, also eine reelle Beinlängendifferenz, ist ein Höhenausgleich natürlich vollkommen berechtigt. Handelt es sich jedoch um eine funktionelle Beinlängendifferenz, wird ein Höhenausgleich die Verdrehung des Beckens verstärken. Hier ist die Lösung das Korrigieren der Fehlstellung und nicht der Ausgleich des funktionellen Höhenunterschieds. Zur Klarstellung möchte ich noch betonen, dass ich hier nicht von medizinischen Einlagen zum Ausgleich einer Fußfehlstellung wie Senk-Spreizfuß oder Ähnlichem spreche.

URSACHEN FÜR EINEN BECKENSCHIEFSTAND

Sollten Sie an einem Beckenschiefstand leiden, machen Sie sich nicht nur über die richtige Therapie Gedanken, sondern auch darüber, was die eigentliche Ursache ist. Ist keine kontinuierliche Fehlbelastung als Auslöser festzumachen, können es beispielsweise auch Stürze in der Kindheit sein. Wenn Sie das vermuten, sollten Sie sich komplett durchchecken lassen.

Gängige Ursachen für einen Beckenschiefstand sind:
- Einseitiges Belasten der Beine beim Stehen
- Einseitige Belastung bei der Arbeit
- Verdrehtes Sitzen bei der Arbeit
- Einseitiger Sport, wie etwa Tennis, Hockey, Eishockey
- Sitzen mit überschlagenen Beinen (die meisten überschlagen immer dasselbe Bein)
- Sturz auf das Steißbein
- Sturz auf den Kopf
- Einseitiges Tragen von Kindern
- Einseitiges Tragen von schweren Taschen

Erkennung eines funktionellen Beckenschiefstands

Wie erkennt man aber, ob das Becken gerade oder schief ist? Mithilfe der folgenden beiden Tests können Sie herausfinden, ob Ihr Becken verdreht ist. Dafür benötigen Sie aber eine zweite Person.

- **Test 1:** Bringen Sie Ihre Füße in eine parallele Position, belasten Sie beide Beine gleichmäßig, richten Sie Ihre Wirbelsäule auf und bleiben Sie mit geschlossenen Augen stehen. Die zweite Person beobachtet Sie von der Seite. Sollten Sie innerhalb einer Minute regelmäßig vor und zurück beziehungsweise nach rechts und links »schwingen«, ist dies ein Zeichen für eine Beckenverdrehung.

- **Test 2:** Legen Sie sich ganz gerade in Bauchlage hin und lassen Sie Ihre Füße über die Bettkante hängen (auch ein Sofa oder ein Tisch sind alternativ möglich). Die Fersen berühren sich so, dass sich von dort eine Linie über die Mitte des Gesäßes entlang der Wirbelsäule bis zur Mitte des Kopfs ziehen ließe. Die zweite Person steht am Fußende und blickt von oben auf Ihre Fersen. Wenn ein Bein länger ist, so ist dies ein weiterer Hinweis, dass Ihr Becken in einer Verdrehung ist. Auf der Seite des längeren Beins ist Ihre Beckenschaufel nach vorn gedreht, auf der Seite des kurzen Beins ist sie nach hinten gedreht (siehe Abbildung).

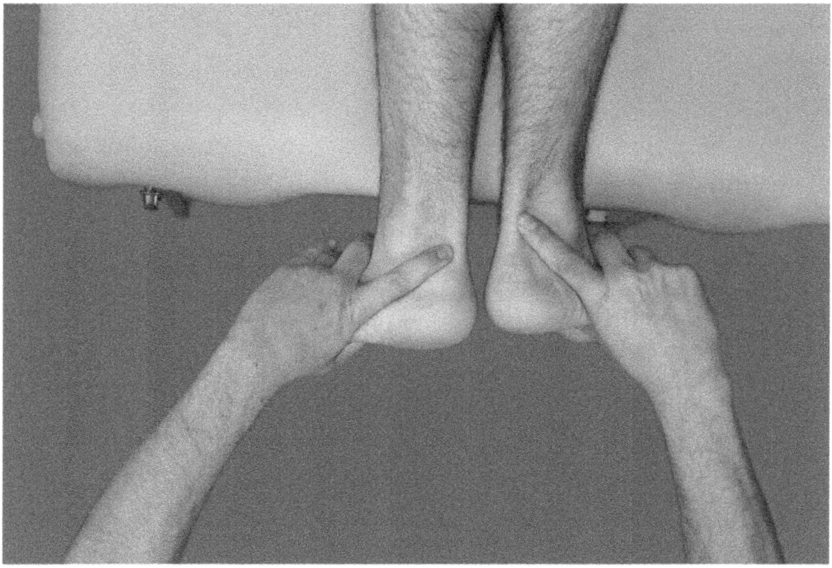

Beinlängendifferenz

Korrektur eines verdrehten Beckens

Manipulation (Einrenken)

Immer wieder höre ich, dass ein schiefes Becken manipuliert – im Volksmund: eingerenkt – wird. Meist ist die Wirkung jedoch nicht von Dauer. Ich persönlich bin kein Freund des Manipulierens, da es mir zu invasiv erscheint. Außerdem müssen Sie sich Folgendes vor Augen halten: Ist das Becken bereits über Jahre hinweg in einer Fehlstellung, haben sich alle Muskeln dieser Fehlstellung angeglichen und ihre Spannung entsprechend verändert; sie haben sich umkonditioniert. Wenn das Becken manipuliert, jedoch an der Muskulatur nichts verändert wird, werden die Muskeln das Becken innerhalb kürzester Zeit wieder in die »gewohnte« Fehlstellung bringen. Das ist auch der Grund, warum ich so oft von Patienten höre, dass sie immer wieder und in immer kürzeren Abständen zum Einrenken gehen. Kein Wunder, es ändert sich ja nichts an der eigentlichen Ursache des Beckenschiefstands.

Meiner Meinung nach sollte nur in äußersten Notfällen manipuliert werden. Und dann sollte das ausschließlich von Spezialisten ausgeführt werden. Ich selbst kenne nur eine Handvoll Menschen, denen ich meine Patienten und mich selbst anvertrauen würde. Deshalb bitte ich Sie hier um äußerste Vorsicht! Vor allem bei der Halswirbelsäule sollten Sie sich sehr gut überlegen, ob eine Manipulation der richtige Weg ist, wenn sie nicht von einem Topspezialisten ausgeführt wird.

Bewegungsübungen zur Mobilisation des Beckens

Solche Übungen zielen darauf ab, das Bewegungsausmaß in den Kreuzdarmbeingelenken zu verbessern. Mit dem Ziel, eine Blockade im Kreuzdarmbeingelenk aufzulösen oder ihr vorzubeugen, wird eine kleine Bewegung lange und vorsichtig wiederholt. Im Anschluss werden dann meist kräftigende Übungen ausgeführt, um das neu gewonnene Bewegungsausmaß muskulär zu stabilisieren. Diese Methode ist erfahrungsgemäß nur erfolgreich, wenn die Fehlstellung im Becken noch nicht allzu lange besteht. Bei einem Beckenschiefstand, der bereits mehrere Jahre vorhanden ist, kann mit dieser Methode nur sehr schwer eine dauerhafte Verbesserung erzielt werden.

Ich verwende die mobilisierenden Übungen immer nur in Kombination mit der folgenden dritten Methode.

Unterlagerung des Beckens

Diese Methode ist meiner Erfahrung nach die wirkungsvollste. Durch das Unterlagern des Beckens für einige Minuten werden die Beckenknochen durch die Schwerkraft sanft in die richtige Position gedrückt und die Muskeln können ihre Fehlspannungen abbauen. So erlernen die Muskeln wieder ihren ursprünglichen Spannungszustand – es findet also eine Umkonditionierung statt. Die Unterlagerung können Sie in der Abbildung auf Seite 88 sehen: An der Langbeinseite wird unter dem sogenannten Darmbeinstachel unterlagert – das ist der Knochen, der direkt auf der Höhe der Gürtellinie liegt und bei den meisten Menschen etwas hervorragt. An der Kurzbeinseite wird unter dem Oberschenkelknochen auf der Höhe der Gesäßfalte unterlagert.

Die Unterlagerung wird täglich für mehrere Wochen ausgeführt. Die gesamte Unterlagerungsdauer richtet sich nach der Dauer des Bestehens der Beschwerden sowie dem Ausmaß der Beinlängendifferenz. Sind Beschwerden bereits jahrelang ein Thema und ist die Beinlängendifferenz sehr groß, muss man die Unterlagerung unter Umständen mehrere Monate durchführen. Im Anschluss an die Unterlagerung findet stets eine muskuläre Integration statt. Das heißt, dass die neue, gerade Position durch Muskeltraining stabilisiert werden muss.

Hier noch ein paar wichtige allgemeine Hinweise:

- Führen Sie keine Unterlagerung aus, wenn Sie ein bestehendes Bandscheibenleiden mit Ausstrahlungen oder Taubheitser-

scheinungen haben. In diesem Fall kontaktieren Sie bitte einen Therapeuten, der in dieser Therapieform ausgebildet ist. Auf der Website www.ncmt.at finden Sie eine Therapeutenliste.
- Sollte die Unterlagerung eine Verschlechterung mit sich bringen, hören Sie sofort damit auf und kontaktieren Sie einen in dieser Therapieform ausgebildeten Therapeuten.
- Wenn Sie die oben beschriebenen Tests und die Lagerung durchführen möchten, jedoch nicht ganz sicher sind, sollten Sie einen Therapeuten aufsuchen, der in dieser Therapietechnik ausgebildet ist.

Ich untersuche bei jedem meiner Patienten das Becken, egal mit welchen Beschwerden er kommt, denn es ist die zentrale Verbindung zwischen dem Ober- und Unterkörper. Ist hier etwas aus dem Lot, muss das entweder der Oberkörper oder der Unterkörper ausgleichen. Je nachdem wie groß das Kompensationspotenzial des Körpers ist, kann er diesen Ausgleich mehrere Jahre oder sogar Jahrzehnte lang gewährleisten.

Die Stellung des Beckens spielt auch eine zentrale Rolle bei der Stabilisation des Körperschwerpunkts. Ist das Becken verdreht und die rückseitige Oberschenkelmuskulatur inaktiv, ist der Körperschwerpunkt von hinten nicht ausreichend stabilisiert. Die Körperlogik sucht nach einer Lösung für diese fehlende Stabilität und kreiert entsprechend mehr Muskelspannung im Oberkörper oder im Unterkörper. Es kommt in der Folge zu starken Verspannungen im Bereich von Schulter und Nacken oder aber an der Wade, an der Achillessehne und am Fuß.

BESCHWERDEN DURCH BECKENSCHIEFSTAND

Welche Beschwerden können durch ein verdrehtes Becken ausgelöst werden? Die Liste ist lang, doch die wichtigsten sind:

- Kopfschmerzen
- Schulterschmerzen, die nicht mit einem akuten Trauma in Verbindung stehen
- Hüftschmerzen
- Leistenschmerzen
- Morgensteifigkeit in der Lendenwirbelsäule, die nach ein paar Minuten Bewegung besser wird
- Wiederkehrender Hexenschuss in der Lendenwirbelsäule
- Bandscheibenvorfälle in der Lendenwirbelsäule
- Kniebeschwerden, die nicht mit einem akuten Trauma in Verbindung stehen, vor allem Schmerzen beim Bergabgehen
- Achillessehnenbeschwerden
- Fersensporn
- Schmerzen an der Fußsohle

Eine Tennisgeschichte

Ich möchte Ihnen eine weitere spannende Geschichte erzählen, die zeigt, wie logisch alles im Körper zusammenhängt. Vor etwa zehn Jahren kam der junge, talentierte Tennisspieler Herr H. mit starken und immer wiederkehrenden Schulterbeschwerden in meine Praxis. Trotz langer Therapie an der Schulter hatte er keine Verbesserung erzielen können. Bei jedem Schlag über Kopf plagten ihn stechende Schmerzen an der Vorderseite der Schulter.

Im Rahmen der Erstuntersuchung führte ich verschiedene Muskeltests für die Schulter und die Muskeln der Brustwirbelsäule durch.

Es zeigten sich einige muskuläre Dysfunktionen. Danach begutachtete ich die Flexibilität der Wirbelsäule und konnte feststellen, dass seine Brustwirbelsäule eine starke seitliche Krümmung aufwies und seine Rückenmuskulatur auf einer Seite sehr stark und auf der anderen Seite sehr schwach ausgeprägt war. Etliche einzelne Brustwirbel ließen sich nicht durch Druck bewegen; sie saßen fest aufeinander. Ich brachte die einzelnen Wirbel mit sanften Techniken wieder in Bewegung. Im Anschluss mobilisierte ich seine schmerzende Schulter mit dem Ziel, sie zu zentrieren – Sie werden in Kürze verstehen, was ich damit meine. Nach insgesamt rund 45 Minuten forderte ich Herrn H. auf, die schmerzende Bewegung mehrmals hintereinander auszuführen, um die Schulter zu provozieren. Er tat es und sah mich erstaunt an, denn die Schmerzen waren verflogen.

Was war geschehen und was war Sinn und Zweck der Mobilisation an der Brustwirbelsäule und der Schulter? In der Abbildung rechts sehen Sie oben einen schematischen Querschnitt des Brustkorbs auf Höhe der Schulterblätter: einen Brustwirbel mit Kontakt zu je einer Rippe auf jeder Seite und vorn Kontakt zum Brustbein.

Das breitere Ende der Schulterblätter ist die Gelenkpfanne des Schultergelenks. Der Sägemuskel (*Musculus serratus anterior*) zieht das Schulterblatt vom Wirbel weg entlang der Rippe nach vorn. Die Rautenmuskel (*Musculus rhomboideus major* beziehungsweise *minor*) ziehen das Schulterblatt zum Wirbel hin. Wenn der Arm horizontal nach hinten bewegt wird, bringen die Rautenmuskeln das Schulterblatt zum Wirbel. Dadurch entsteht ein Zug des Sägemuskels an der Rippe. Dieser Zug läuft entlang der Rippen zum Wirbel und drückt diesen etwas nach vorn. Wird der Arm wieder nach vorn gebracht, kontrahiert der Sägemuskel, der das Schulterblatt vom Wirbel wegbewegt, was wiederum einen Zug an den Rautenmuskeln zur Folge hat. Dieser Zug bewirkt eine Bewegung des Wirbels nach hinten. Kurzum: Wenn man den Arm nach vorn und nach hinten bewegt, müssen die Wirbel der Brustwirbelsäule mobil sein und sich immer nach vorn und hinten bewegen können.

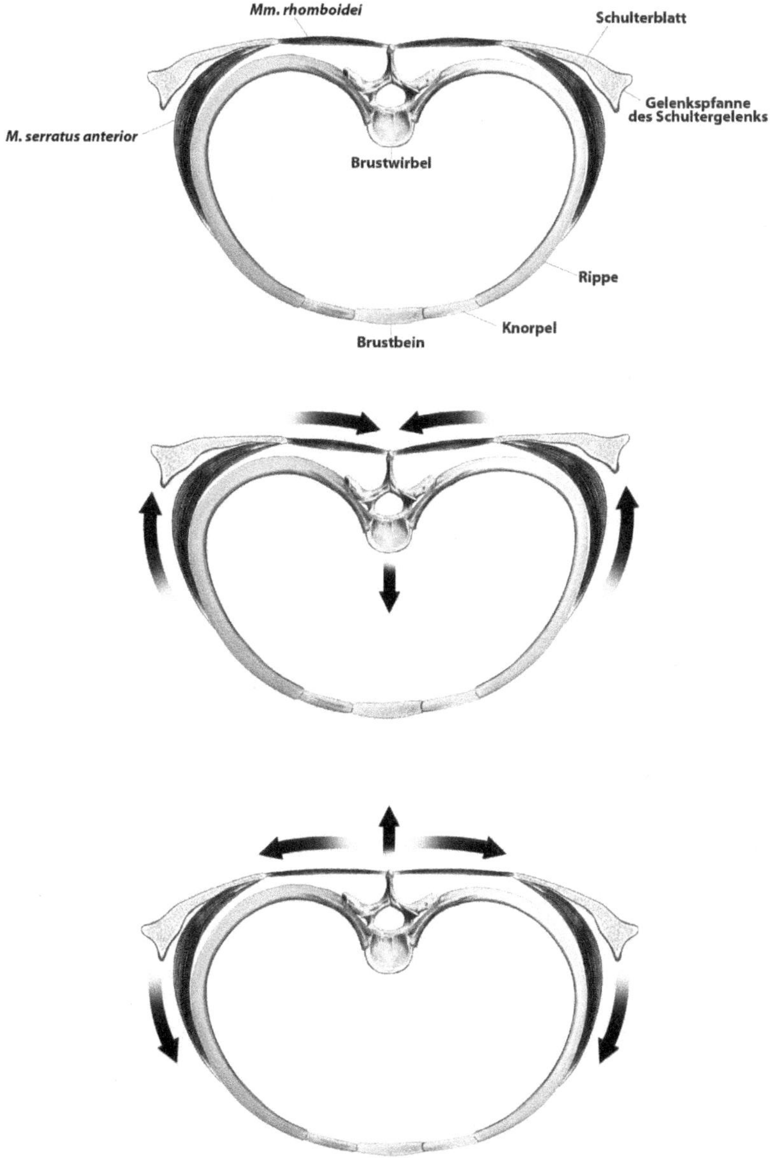

Querschnitt durch den Brustkorb

MOBILITÄTSTEST FÜR DIE BRUSTWIRBELSÄULE

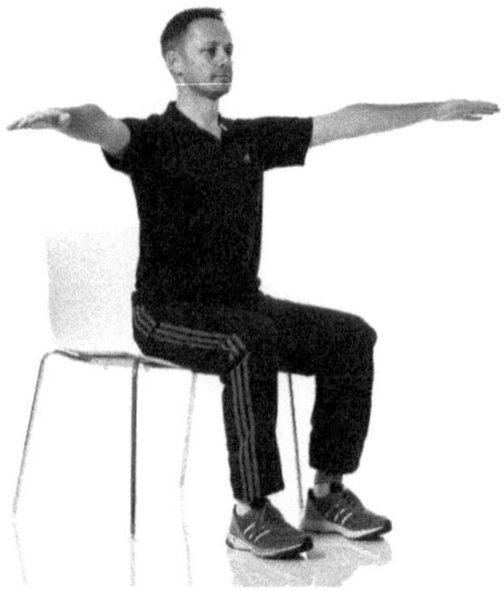

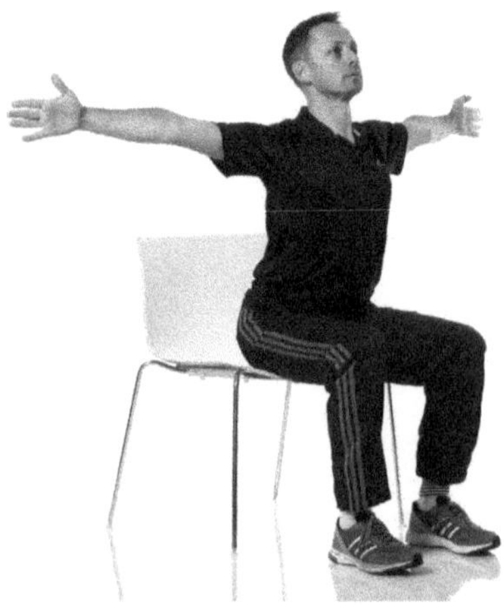

Versuchen Sie es einmal selbst: Setzen Sie sich aufrecht hin und bewegen Sie beide Arme horizontal nach hinten. Was passiert? Ihr Brustbein muss umso weiter nach vorn ausweichen, je weiter Sie die Arme nach hinten führen, nicht wahr? Sie haben soeben die Funktion einer beweglichen Brustwirbelsäule erfahren – hoffentlich ohne Schmerzen in der Schulter.

Besteht bei einem oder mehreren Wirbeln jedoch eine Blockade, kann das Schulterblatt nicht so weit nach hinten gebracht werden, wie es die Biomechanik eigentlich verlangt. Das Schulterblatt bleibt sozusagen auf halber Strecke stehen. Das bedeutet, dass der Arm nicht entsprechend weit nach hinten gebracht werden kann. Diese fehlende Bewegung gleicht der Oberarmkopf jedoch aus, indem er etwas aus der Gelenkpfanne herausgehebelt wird. Dadurch kommt es zu einer Reizung der vorderen Bänder und Muskelansätze sowie des Schleimbeutels und der Kapsel. Der Oberarmkopf wird nach einiger Zeit in dieser Fehlposition bleiben, da er diese Position quasi neu erlernt hat. Er ist somit aus dem Zentrum der Gelenkpfanne gebracht – er ist nicht mehr zentriert.

Durch die Mobilisation der Brustwirbelsäule und die Zentrierung des Oberarmkopfs bei Herrn H. kam es augenblicklich zu einer Entlastung der gereizten Strukturen. Deshalb war die Bewegung für ihn ohne Schmerzen durchführbar. Ich zeigte ihm einige Übungen zur Mobilisation der Brustwirbelsäule und eine Übung zur Zentrierung des Oberarmkopfs im Schultergelenk. Vier Wochen später waren die Schulterschmerzen komplett verschwunden. Die Übungen wurden Teil seines täglichen Trainingsprogramms.

MOBILISIERUNG DER BRUSTWIRBELSÄULE

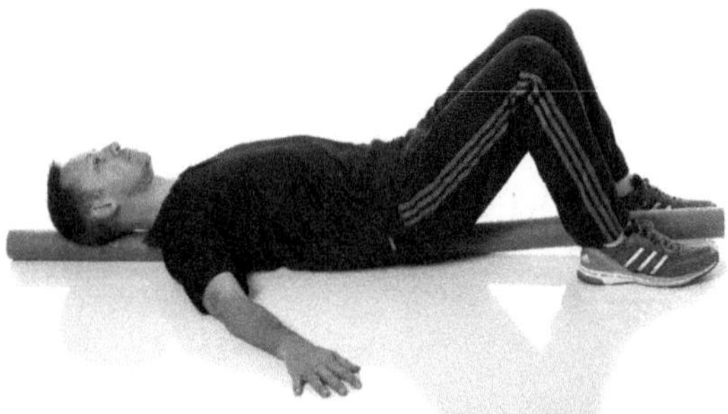

Es gibt eine ganz einfache, aber äußerst wirkungsvolle Übung, mit der Sie Ihre Brustwirbelsäule mobilisieren können. Nehmen Sie hierzu eine handelsübliche Schwimmrolle und legen Sie sie gerade auf den Boden. Nun legen Sie sich mit dem Rücken auf die Rolle, sodass die Wirbelsäule genau auf der Schwimmrolle zu liegen kommt. Breiten Sie die Arme aus und stellen Sie die Füße auf. Bleiben Sie fünf bis zehn Minuten in dieser Position.

Die Rolle drückt während dieser Zeit Ihre Brustwirbelsäule sanft nach vorn und die Muskulatur neben der Wirbelsäule kann sich entspannen. Nachdem Sie die »Lagerung« beendet haben, bleiben Sie noch einen Moment ohne Rolle auf dem Rücken liegen. Sie werden den positiven Effekt sofort spüren.

Achtung: Stehen Sie dann bitte unbedingt über die Seite auf – also nicht gerade aufrichten, da es sonst zu einer kurzfristigen Blockade in der Wirbelsäule kommen kann, die gerade mobilisiert wurde.

Die Beispiele zu Beschwerden in der Schulter, im Ellbogen oder durch einen Beckenschiefstand zeigen, dass der Körper seine Logik nutzt, um uns Schmerzen zu ersparen. Die Logik des Körpers heißt: Alles arbeitet im Verbund. Fällt ein kleiner Teil aus, kann der Körper andere Bereiche nutzen, um diesen Ausfall zu kompensieren. Kommen allerdings mehrere Kompensationen zusammen oder hat der Körper nie die Möglichkeit, sich zu regenerieren, entstehen früher oder später Schmerzen.

Mein Tipp: Überlegen Sie sich bei Schmerzen, die sich langsam einschleichen, wo der eigentliche Ursprung der Beschwerden liegen könnte. Und wann immer Sie Schmerzen haben, die nicht die Folge eines akuten Traumas sind, denken Sie stets an die Wirbelsäule und das Becken als mögliche Ursache.

Schmerz - eine geniale Einrichtung

Sie kennen vermutlich die englische Redewendung »No pain, no gain«, die übersetzt so viel heißt wie: »Nur wenn es wehtut, ist es gut und bringt Erfolg.« Dieser Spruch ist meist auf körperliches Training bezogen. Darauf möchte ich nicht weiter eingehen, denn in meinen Augen lassen sich sehr viele Menschen dadurch verleiten, den Körper völlig zu überlasten. Ich möchte den Kern dieser Aussage aber unter einem völlig anderen Blickwinkel betrachten.

Schmerz ist keine angenehme Empfindung, aber eine äußerst geniale Einrichtung unseres Körpers. Über Schmerzen kommuniziert der Körper mit uns. Er teilt uns mit, dass etwas falsch läuft und wir etwas verändern müssen, um wieder in Balance zu gelangen. Er fordert uns auf, mehr auf ihn zu achten und zu hören. Schmerzen sagen uns, dass wir von etwas Schlechtem zu viel gemacht haben. Sie sagen uns aber auch, dass wir von etwas Richtigem und Gutem zu wenig gemacht haben. Schmerzen können uns also zwei unterschiedliche Botschaften übermitteln; es kommt immer darauf an, von welcher Seite man sie betrachtet.

Ich sehe Schmerzen durchaus auch als große Chance, denn sie fordern uns auf, unsere Tätigkeiten und Handlungen zu überdenken und gegebenenfalls ihre Sinnhaftigkeit infrage zu stellen. Geht es Ihnen nicht auch manchmal so, dass Sie etwas immer und immer wieder tun, obwohl Sie eigentlich wissen, dass es Ihnen nicht guttut? Handeln wir zu lange gegen unsere Natur und gegen unsere innere Stimme, wird die Körperlogik aktiv, nach der Devise: »Wenn der da oben (also der denkende und fühlende Mensch) schon nicht merkt, dass es genug ist, dann ziehe ich eben die Notbremse.« Die körperlogische Notbremse sind leider häufig Verletzungen, Krankheiten oder Schmerzen.

Ich bin fest davon überzeugt, dass der Körper sehr oft die Steuerung übernimmt, wenn der Mensch selbst nicht fähig scheint, sich zu entscheiden und etwas zum Guten zu verändern. Ich selbst habe diese Erfahrung bereits einige Male im Leben machen dürfen, und von einer der dramatischsten Entscheidungen meines Körpers möchte ich Ihnen gerne erzählen.

Ich hatte ein Engagement in einer Tanzkompanie, bei der wir über das normale Maß hinaus trainierten und probten. Es war für meinen Körper eine tägliche Überlastung, doch aus Existenzängsten wagte ich es nicht zu kündigen.

An einem Sonntag war eine Matinee angesetzt, bei der wir Ausschnitte aus dem kommenden Tanzabend zeigen sollten. Bei einer Hebung hörte ich einen Knall, mein linkes Bein knickte weg und ich blieb am Boden liegen. Ich wusste sofort, dass mein vorderes Kreuzband gerissen war. Ich kann mich noch sehr gut erinnern, als ob es gestern gewesen wäre, wie ich auf dieser Bühne lag und zu den Scheinwerfern hinaufblickte. Mir kam sofort der Gedanke: »Ich weiß genau, warum das jetzt passiert ist. Jetzt hat mein Körper die Entscheidung getroffen, dass es genug war.« Ich war deswegen kein bisschen traurig, sondern sogar irgendwie erleichtert.

Rückblickend bin ich noch immer sehr dankbar für meine Verletzung während meiner Tanzausbildung, denn ich hegte starke Zweifel, wie lange ich als Tänzer arbeiten könnte und was wohl danach sein würde. Damals entschied mein Körper, dass das nicht der richtige Weg für mich war. Durch all meine Verletzungen habe ich sehr viel gelernt, wenn auch unter Schmerzen. Ich wäre heute nicht hier und würde nicht dieses Buch schreiben, wenn meine Verletzungen meinen Weg nicht geändert hätten.

Seither suche ich stets nach der wahren Bedeutung von Verletzungen und Krankheiten und stelle durchaus meinen Patienten die Frage, ob ihnen ein Gedanke kommt, weshalb sie ihre Beschwerden haben. Sehr viele sagen sofort, sie wüssten es genau. Im Großen und Ganzen kann ich nach den vielen Jahren als Therapeut sagen: Verletzungen ermöglichen uns eine Auszeit, in der wir Gelegenheit haben, unsere Situation zu überdenken und gegebenenfalls die Richtung zu ändern.

Die rettende Meerjungfrau

Zu Beginn des Buchs habe ich von einer Übung namens Meerjungfrau gesprochen, die mir mein Freund und Mentor Hans Meirhofer gezeigt und damit meine Schmerzen in der Leiste regelrecht weggezaubert hat. Er erkannte, dass die Ursache meiner Schmerzen ein Defizit in der Rotation der Lendenwirbelsäule war, was eine Unterversorgung meines Hüftbeugers mit Nervenimpulsen zur Folge hatte.

Wie Sie in der Abbildung rechts sehen können, besteht ein Wirbel aus dem Wirbelkörper, dem Dornfortsatz, den Querfortsätzen und den darunterliegenden Facettengelenken. Über diese Facettengelenke sind die Wirbel miteinander verbunden. Wie in jedem anderen Gelenk befindet sich auch hier direkt an den Gelenkflächen eine große Anzahl von Nervenenden, sogenannte Rezeptoren. Diese werden durch die Bewegungen im Gelenk stimuliert und schicken Informationen direkt an das Zentralnervensystem, also Rückenmark und Gehirn. Dort werden die Informationen aus den Gelenken verarbeitet, und je nach Art der Information werden die an der Bewegung beteiligten Muskeln mit Nervenimpulsen versorgt. Die Information an die Muskeln ist also direkt verbunden mit der Art der Bewegung und der Stimulation der Rezeptoren in den Gelenken.

Werden alle Rezeptoren im Gelenk stimuliert, gelangt die Stimulationsinformation zum Zentralnervensystem und alle beteiligten Muskeln werden zu 100 Prozent mit Nerveninformationen versorgt. Das bedeutet, alle Muskeln erhalten ausreichend Impulse, um ihr volles Kraftpotenzial aufbauen zu können. Werden im Gelenk nicht alle Rezeptoren stimuliert, da nicht die vollständige dreidimensionale physiologische Bewegung ausgeführt wird, gelangen weniger Impulse zu den Muskeln und diese verfügen demzufolge nicht über das volle Kraftpotenzial. Sie haben weniger Nervenimpulse zur Verfügung und erscheinen schwach.

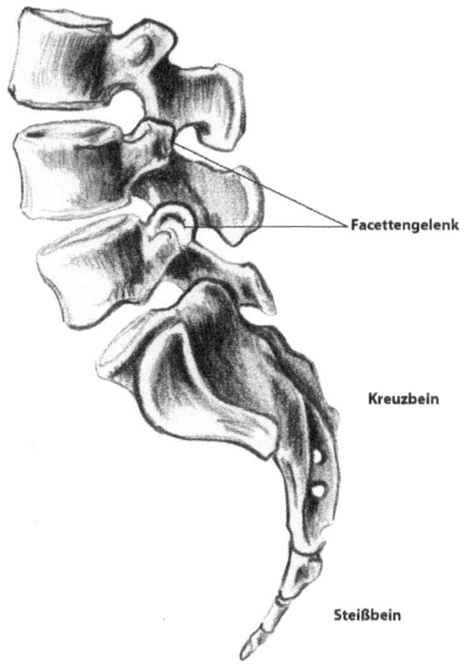

Wirbel mit Facettengelenk

Bei mir war der betroffene Muskel der wichtigste Hüftbeuger (*Musculus iliopsoas*). Trotz des täglichen Tanztrainings hatte ich in der Lendenwirbelsäule ein vermindertes Bewegungsausmaß in der Dreidimensionalität. Der Hüftbeuger war also nicht hundertprozentig aktiv. Hier setzte die Körperlogik an: Hilfsmuskulatur wurde hinzugeschaltet, um die Hüftbeugung dennoch ausführen zu können. Einer dieser Hilfsmuskel, der Kammmuskel (*Musculus pectineus*), kompensierte das Defizit so lange, bis er völlig überlastet war. Er entzündete sich.

DIE URSACHE-FOLGE-KETTE MEINER BESCHWERDEN

- Die dreidimensionale Bewegung in der Lendenwirbelsäule ist eingeschränkt.
- Die Rezeptoren in den Facettengelenken werden nicht vollständig stimuliert.
- Zu wenige Nervenimpulse gelangen zum Hüftbeuger.
- Der Hüftbeuger ist »schwach«.
- Hilfsmuskulatur wird zugeschaltet.
- Die Hilfsmuskulatur ist überlastet.
- Die Hilfsmuskulatur entzündet sich.
- Schmerzen entstehen.

Alle bisherigen Therapien hatten sich einerseits nur auf den entzündeten Muskel und andererseits auf meine scheinbar zu schwache Hüft- und Bauchmuskulatur konzentriert – was kontraproduktiv war, da es nicht an der eigentlichen Ursache ansetzte. Mir erging es damals so ähnlich wie vielen meiner heutigen Patienten: Der Schwerpunkt der Therapien lag auf der Kräftigung schwacher Muskeln. Ich trainierte daher meine vermeintlich schwache Bauch- und Hüftmuskulatur mehrere Wochen, obwohl sie zu dem Zeitpunkt gar nicht trainierbar war, da sie nicht aktiviert war. Der »Erfolg« war, dass ich mein Bein letzten Endes überhaupt nicht mehr heben konnte. Beim Einsteigen ins Auto musste ich meine Hände zu Hilfe nehmen, um mein Bein in das Fahrzeug zu bugsieren. Beim Aussteigen ebenso. Sogar nachts beim Umdrehen wachte ich aufgrund der Schmerzen in der Leiste auf.

Die richtige Behandlung meiner Schmerzen war die Aktivierung der Rezeptoren in den Gelenken an der Wirbelsäule durch die dreidimensionale Verschraubungsübung – die »Meerjungfrau«. Dadurch gelangten wieder ausreichend Nervenimpulse zum Hüftbeuger und die Hilfsmuskulatur konnte sich endlich wieder entspannen.

Die dreidimensionale Bewegung

Was ist so speziell an dieser Verschraubung im Vergleich zu anderen Verschraubungen, wie zum Beispiel jener, bei der man auf dem Rücken liegend die Knie gebeugt auf die eine und dann auf die andere Seite fallen lässt? Das Spezielle ist, dass die Meerjungfrau in der Bauchlage ausgeführt wird. Dadurch wirkt die Schwerkraft von der Körperrückseite nach vorn in Richtung Körpervorderseite. Dies bewirkt eine sanfte Extension, also eine Streckung der Lendenwirbelsäule nach vorn in Kombination mit einer Rotation, also eine Drehung. Außerdem kommt es biomechanisch zu einer leichten Seitenneigung der Lendenwirbelsäule. Diese spezielle Kombination aus drei möglichen Bewegungsrichtungen der Wirbelsäule führt man im täglichen Leben und selbst beim Sport so gut wie nie aus. Sie ist aber sehr wichtig für das Wohlbefinden der Wirbelsäule und die Aktivierung der Muskulatur von der Bauchmuskulatur abwärts.

Alle anderen Verdrehungen und Verschraubungen in Rückenlage sind zwar ebenfalls sehr gut, da sie die Wirbelsäule sanft mobilisieren, haben aber nicht den gleichen neurophysiologischen Effekt.

Noch eine Verschraubungsgeschichte

Als ich nach meiner Physiotherapieausbildung wieder als professioneller Tänzer in Spanien tätig war, traf ich auf eine junge, 21-jährige Tänzerin namens Roseanna, die aus Schottland stammte. Roseanna tanzte zu diesem Zeitpunkt schon nicht mehr, da sie seit Jahren heftige Schmerzen in der Lendenwirbelsäule hatte, die ihr das Tanzen unmöglich machten.

Sie erzählte von unzähligen Untersuchungen, die sie hatte durchführen lassen, wie Magnetresonanz- und Computertomografie, Röntgenuntersuchungen sowie diverse Blutanalysen. Keine davon brachte ein Ergebnis und ihre Ärzte in Schottland schlugen eine neue Therapie vor: Ein spezielles Schmerzmittel sollte in die Wirbelsäule injiziert werden mit dem Ziel, eine dauerhafte Betäubung der schmerzenden Nervenbahnen zu erreichen. Diese Therapie wurde jedoch nicht von der Krankenkasse übernommen und war somit kostenpflichtig. Eine Injektion kostete 1000 britische Pfund. Aufgrund der starken Schmerzen und des innigen Wunsches, weiterhin tanzen zu können, willigte sie ein. Insgesamt wurden zehn 1000-Pfund-Injektionen angeordnet. Um das Geld für die kostspielige Behandlung aufzubringen, arbeitete Roseanne tagsüber als Reinigungskraft und abends kellnerte sie in einem Restaurant. Diese Tätigkeiten waren natürlich für ihren Rücken nicht gerade förderlich.

Als ich sie in Spanien traf, hatte sie bereits drei Injektionen hinter sich, allerdings ohne den gewünschten Erfolg: Die Schmerzen hielten immer noch an. Ich erzählte ihr meine eigene Geschichte und bot ihr an, sie zu begutachten. In den Muskeltests zeigte sich, dass alle Muskeln des Oberschenkels schwach reagierten. Kein einziger Muskel war so, wie er sein sollte.

Daraufhin zeigte ich ihr die Meerjungfrau-Übung. Nach fünf Minuten stand sie auf und begann zu weinen. Ich dachte natürlich im ersten Moment, dass sie große Schmerzen hatte. Doch als sie wieder sprechen konnte, sagte sie strahlend: »Das ist das erste Mal seit drei Jahren, dass ich keine Rückenschmerzen habe.« Ich testete sie erneut und alle Muskeln – ohne Ausnahme – waren so stark, wie sie sein sollten. Das war eine dieser Sternstunden, die ich seitdem glücklicherweise immer wieder erleben durfte!

Roseanne machte von diesem Tag an regelmäßig die Meerjungfrau und noch einige weitere Verschraubungsübungen. Dadurch konnte sie wieder tanzen. Die Ursache für ihre Schmerzen war eine inaktive Stützmuskulatur des Beckens, der Beine und des Unterrückens aufgrund einer eingeschränkten Verschraubungsmöglichkeit in der Lendenwirbelsäule. Ich habe seither Hunderte Menschen getroffen, die ähnliche Beschwerden durch ein Bewegungsdefizit in der Lendenwirbelsäule hatten, und die Zahl der Betroffenen nimmt stetig zu. Der Grund dafür ist die bei vielen heutzutage übliche Körperhaltung: Die meisten Menschen verbringen sehr viel Zeit sitzend und zwingen ihre Wirbelsäule dadurch in eine physiologisch unnatürliche Position. Die wenigen Verschraubungen, die wir machen, gehen kaum bis ans Ende der physiologischen Möglichkeiten. Wir bewegen uns in einer gewissen Komfortzone, innerhalb derer wir alle Tätigkeiten ausüben. Wir bewegen uns nur so weit in alle möglichen Richtungen, wie es für uns einfach ist. Eine gewohnheitsbedingte Bewegungseinschränkung ist das körperlogische Ergebnis.

Versuchen Sie einmal Folgendes: Setzen Sie sich aufrecht an die vordere Kante eines Stuhls. Drehen Sie nun den Oberkörper so weit wie möglich nach rechts und nach links. Sie werden vermutlich feststellen, dass Sie sich in eine Richtung leichter verdrehen können als in die andere. Das bedeutet, Sie sind auf mindestens einer Seite in der Verschraubung eingeschränkt. Wenn Sie mit dem Kopf erst so weit wie möglich nach rechts und dann nach links schauen, werden Sie wahrscheinlich zu einem ähnlichen Ergebnis kommen.

Eingeschränkte Bewegung hat über einen längeren Zeitraum immer zur Folge, dass bestimmte Muskeln – bedingt durch eine verminderte Rezeptorstimulation an der Gelenkfläche – weniger Nervenimpulse bekommen und deshalb nicht mehr hundertprozentig effizient arbeiten. Die Meerjungfrau ist eine sehr wichtige mobilisierende und aktivierende Übung, um sicherzustellen, dass alle Nerven ab der Lendenwirbelsäule zu 100 Prozent Information zu den Muskeln schicken. Dadurch werden alle Muskeln ab der Bauchmuskulatur abwärts optimal aktiviert und sind bereit für aktives Muskeltraining. Ich selbst mache die Meerjungfrau täglich, um sicherzugehen, dass meine Muskulatur gut vorbereitet ist.

An dieser Stelle möchte ich Ihnen noch einmal die High 10 (siehe Seite 58) in Erinnerung rufen: Die dreidimensionale Verschraubung aktiviert die Muskulatur und schaltet somit eine mögliche Verletzungsquelle aus. Sie aktiviert vor dem Trainieren.

Die Meerjungfrau-Übung

Ich empfehle die Meerjungfrau-Übung jedem, der Sport betreibt, um eventuell vorhandene Blockaden in der Lendenwirbelsäule zu lösen und möglichen Verletzungen vorzubeugen. Bauen Sie sie am besten in Ihr Aufwärmprogramm ein, sie benötigt kaum Extrazeit.

PASSIVE MEERJUNGFRAU IM LIEGEN

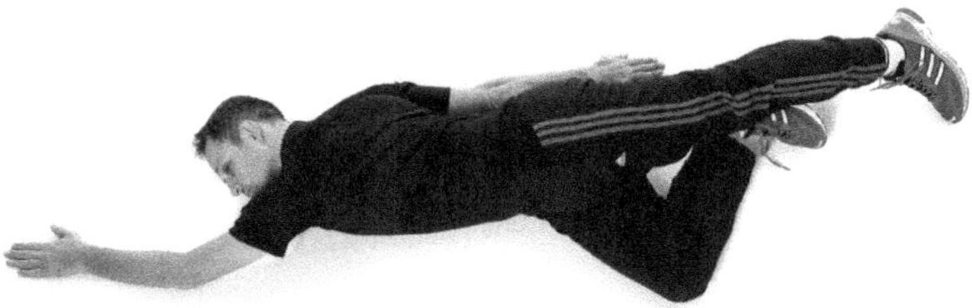

1. Legen Sie sich auf den Bauch, die Arme seitlich am Körper.
2. Drehen Sie den Kopf nach links und ziehen Sie ihr rechtes Bein zum Oberkörper, das linke Bein bleibt gestreckt, der linke Arm wandert nach oben Richtung Kopf. Im Hüftgelenk sollte ungefähr eine 90-Grad-Beugung entstehen.

In dieser Position bleiben Sie anfangs etwa zwei bis drei Minuten liegen. Nach etwa zwei bis drei Wochen hat sich Ihre Wirbelsäule an diese Position gewöhnt und der Effekt tritt schneller ein, sodass sich die Dauer auf nur ein bis zwei Minuten verkürzt. Die Wirkung hält anfangs an, solange Sie in Bewegung bleiben. Das heißt, wenn Sie die Meerjungfrau vor dem Sport ausüben, ist Ihr Körper während des Trainings sehr gut aktiviert. Sobald Sie eine Pause einlegen und etwa eine Viertelstunde sitzen, sollten Sie die Übung wiederholen.

Da es nicht immer möglich ist, sich auf den Boden zu legen, haben wir im Laufe der Jahre noch weitere Übungen mit dreidimensionalen Verschraubungen entwickelt, welche die gleichen Wirkungen wie die Meerjungfrau erzielen.

MEERJUNGFRAU IM SITZEN

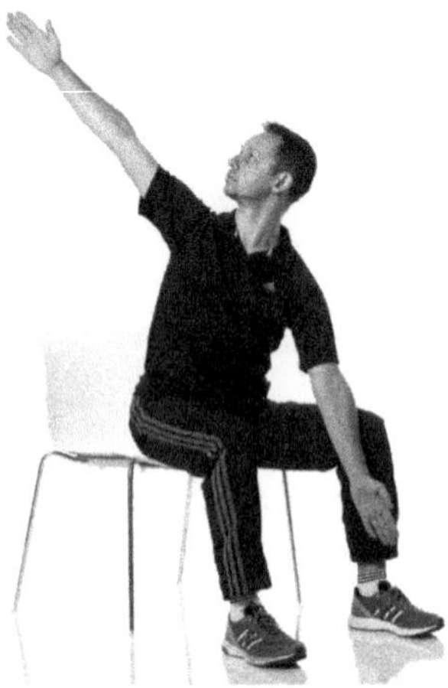

1. Setzen Sie sich an die vordere Stuhlkante und öffnen Sie die Beine in eine leichte Grätschstellung. Die Wirbelsäure ist aufrecht, die Bauchmuskulatur leicht angespannt.
2. Bringen Sie den Oberkörper in eine Vorlage (eine Neigung von etwa 45 Grad) und legen Sie Ihren linken gestreckten Arm an die Innenseite des linken Knies.
3. Drücken Sie sich mit dem linken Arm vom Knie in eine Verdrehung nach rechts. Der rechte Arm wandert gestreckt nach oben, der Blick folgt ihm. Atmen Sie dabei tief ein. Wenn Sie wieder in die Ausgangsstellung zurückkehren, atmen Sie aus.

Wichtig ist, dass der Rücken gerade und nicht nach vorn gekrümmt ist. Die Bauchmuskulatur darf nie entspannt sein. So vermeiden Sie ein Hohlkreuz. Führen Sie einen dynamischen Wechsel zwischen rechts und links aus. Die Hand, die am Oberschenkel liegt, verstärkt die Verschraubung durch sanften Druck, das Knie hält dagegen. Der Blick ist zur oberen Hand gerichtet. Sollten Sie das Gefühl haben, dass sich Ihr Nacken dabei verspannt, drehen Sie den Kopf weniger nach hinten.

MEERJUNGFRAU IM STEHEN

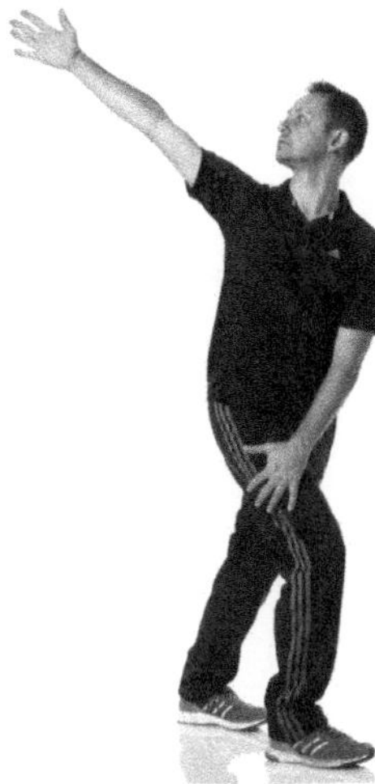

1. Bringen Sie Ihren rechten Fuß in eine Schrittstellung und beugen Sie gleichzeitig das rechte Knie. Ihr Oberkörper und Ihr linkes Bein bilden nun eine gerade Linie.
2. Fassen Sie mit Ihrer linken Hand auf den rechten Oberschenkel und ziehen Sie sich in eine Verschraubung nach rechts. Wie bei der Meerjungfrau im Sitzen strecken Sie den rechten Arm nach hinten oben und blicken zur rechtenen Hand.

Während der dreidimensionalen Verschraubung im Sitzen oder im Stehen atmen Sie tief und langsam ein, bei der Rückbewegung atmen Sie langsam und tief aus. Auf diese Weise wird die Geschwindigkeit durch Ihre Atmung bestimmt. Es ist ausreichend, wenn Sie die Meerjungfrau sechs- bis achtmal zu jeder Seite durchführen.

AKTIVE MEERJUNGFRAU IN SEITENLAGE

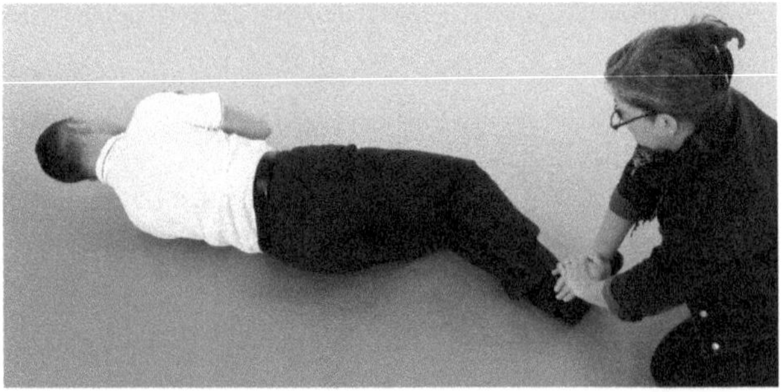

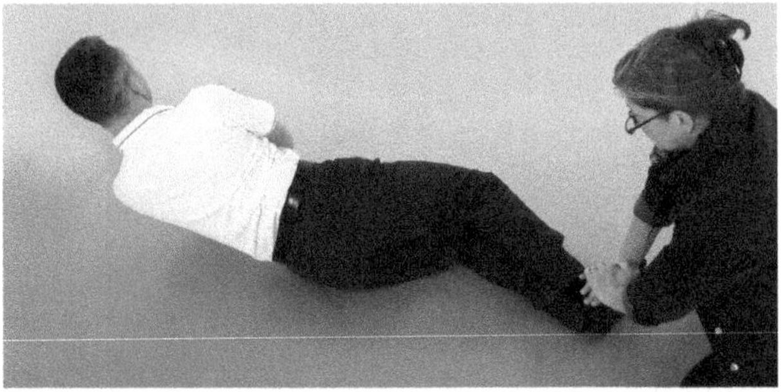

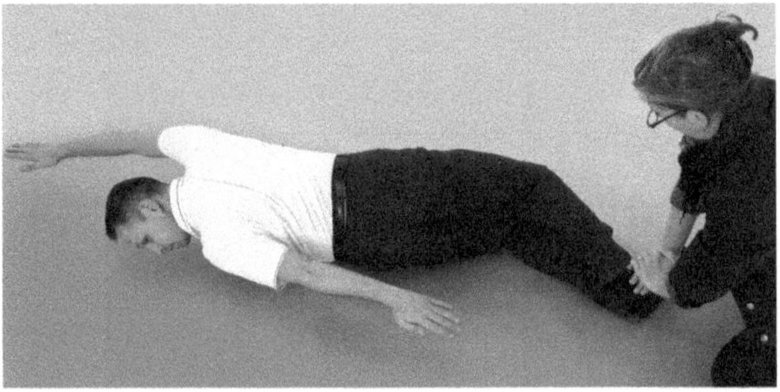

Für Fortgeschrittene gibt es noch eine aktive Meerjungfrau in Seitenlage. Hier ist entweder eine zweite Person zur Stabilisation der Beine nötig oder Sie fixieren Ihre Beine, indem Sie sich mit den Füßen an der Unterkante eines Betts, eines Schranks oder in einer Sprossenwand einhängen.

1. Die Ausgangsposition ist die Seitenlage, die Fersen sind in einer Linie mit den Sitzknochen. Die Arme sind vor dem Körper verschränkt. Drücken Sie die Knie zusammen, um eine Überlastung am inneren Seitenband und am inneren Meniskus zu vermeiden.
2. Kommen Sie mit dem Oberkörper langsam seitlich hoch und drehen Sie sich zum Boden. Der obere Arm wird dabei kopfwärts, der untere Arm fußwärts gestreckt (Superman-Position).
3. Richten Sie den Oberkörper parallel zum Boden aus und halten Sie den Oberkörper für zwei Sekunden ganz knapp über dem Boden, ohne ihn abzulegen.
4. Drehen Sie sich wieder seitlich, kommen dazu leicht seitlich hoch, verschränken Sie die Arme und beenden Sie die Übung wieder in Seitenlage.

Führen Sie die aktive Meerjungfrau in Seitenlage aber nur aus, wenn Sie Ihnen keine Schmerzen bereitet. Für einige Menschen ist diese Version nicht möglich, da die dafür benötigten Muskeln nicht angesteuert werden können. Ich höre hier immer wieder den gleichen Satz: »Ich weiß nicht, wie ich da hochkommen soll. Ich weiß nicht, welche Muskeln das machen sollen!« Die benötigte Muskulatur wurde jahre- oder sogar jahrzehntelang nicht benutzt und ist deshalb in ihrer Aktivität verkümmert. Sie muss erst wieder lernen, was Aktivität heißt. Deshalb ist es ratsam, die passive Meerjungfrau oder die sitzende beziehungsweise stehende Version für einige Wochen auszuführen und dann erst zur Fortgeschrittenenversion überzugehen.

Der Vorteil der aktiven Meerjungfrau in Seitenlage ist, dass die Stimulation an der Gelenkfläche mit einer aktiven Stimulation der Muskulatur verbunden ist. Rezeptoren in den Rotationsmuskeln, die von Wirbel zu Wirbel verlaufen und für die Rotation der Wirbel zuständig sind, werden dadurch aktiv stimuliert und konditioniert. Somit erzielt man einen doppelten Effekt. Außerdem ist die Übung ein sehr gutes Bauchmuskeltraining, vor allem für die schräge Bauchmuskulatur.

Die Meerjungfrau-Übungen stellen eine ideale Möglichkeit zur Aktivierung und Vorbereitung der Muskulatur dar. Deshalb sollten Sie stets eine der vier Varianten vor körperlicher Belastung ausführen. Indem Sie diese Übungen ausführen, stellen Sie sicher, dass alle Rezeptoren an der Lendenwirbelsäule zu 100 Prozent stimuliert waren und somit der Nervenfluss zur Muskulatur optimiert wird.

Das Gyrotonic Expansion System

Seit meiner Erfahrung mit der Meerjungfrau-Übung haben meine Frau und ich viele verschiedene Übungen mit Drehungen in der Wirbelsäule versucht. Wir probierten einige Körpertrainingstechniken aus, immer auf der Suche nach etwas, das die aktive Verschraubung integrierte. Es gibt inzwischen unzählige Formen der Körperarbeit und des Trainings – von Yoga über Pilates bis zu Feldenkrais® und Alexander-Technik®, um nur einige zu nennen. All diese Techniken sind tolle Trainingskonzepte, jedoch fehlt meiner Ansicht nach die dynamische Dreidimensionalität der Wirbelsäulenbewegung.

Zusammen mit meiner Frau entwickelte ich das Konzept der »Tanzenden Anatomie«, welches wir in Seminaren in Deutschland und Österreich unterrichteten. Hier begannen wir schon, unser Wissen an Interessierte weiterzugeben. Bei einem dieser Seminare wurden uns das Gyrotonic Expansion System[6] und Gyrokinesis® vorgestellt. Das Gyrotonic Expansion System ist ein Einzeltraining, welches man mit einem zertifizierten Trainer an speziellen Geräten (dem sogenannten Pulley Tower und der Handle Unit) ausführt, wohingegen Gyrokinesis ein Gruppentraining nach den gleichen Prinzipien, jedoch ohne Geräte ist. Wir waren auf Anhieb begeistert und sind es auch noch heute. Diese beiden Trainingsmethoden, die den gleichen Urheber und Ursprung haben, nutzen die Spirale als eines der zentralen Bewegungselemente.

Schon im Namen erkennt man die Bewegungsform: »Gyro« leitet sich vom altgriechischen Wort *gyros* ab, das Windung, Rundung, Kreis bedeutet. »Tonic«, auf Deutsch »tonisch«, leitet sich von dem altgriechischen Wort *tonos* beziehungsweise dem lateinischen Wort *tonus* ab, das Spannung, Nachdruck, Kraft bedeutet. Gyrotonic heißt somit »Windungskraft« oder »Windungsspannung« und steht in diesem Fall für Kraft in der Spirale. »Kinesis« stammt ebenfalls aus dem Altgriechischen und heißt so viel wie Bewegung. Gyrokinesis bedeutet demnach Windungs- oder Kreisbewegung und steht für Spiralbewegungen. Der Markenname des Systems enthält zudem den Begriff Expansion, also Ausdehnung.

In beiden Trainingsformen geht es darum, die Wirbelsäule und auch alle anderen Gelenke aus der Kompression hin zu größerer Ausdehnung und somit Bewegungsfreiheit zu bringen. Es wird unter Nutzung der Atmung gleichzeitig gedehnt und gekräftigt.

Juliu Horvath, der Vater des Gyrotonic Expansion Systems und des Gyrokinesis-Trainings, entwickelte mit diesen beiden Trainingsmethoden ein fantastisches System, das den gesamten Körper in alle möglichen Richtungen verschraubt und verlängert sowie Kraft und Energie aufbaut. Juliu nutzte sein Wissen und seine Erfahrungen aus verschiedenen Bewegungsrichtungen wie Schwimmen, Yoga, Tai-Chi und Tanz und verband sie mit dem Wissen der traditionellen chinesischen Lehre zu einem harmonischen Gesamtkonzept. Juliu selbst übte in seiner Jugend viele verschiedene Sportarten aus, unter anderem Gymnastik und Schwimmen, und war professioneller Balletttänzer. Aufgrund einer Verletzung an der Wirbelsäule und der Prognose der Ärzte, er werde im Rollstuhl enden, befasste sich Juliu intensiv mit der Bewegung der Wirbelsäule in Verbindung mit Atemtechniken, unter anderem aus dem Yoga. Aus seinen Erfahrungen heraus entwickelte er zahlreiche Trainingsgeräte (Pulley Tower® mit Handle Unit®, Leg Extension Unit, Jumping Stretching Board, The Gyrotoner® und Archway), zusammengefasst unter dem Begriff Gyrotonic Expansion System®, der auch die Anwendung dieser Geräte sowie die Lehre dieser Methode miteinschließt. Gyrokinesis folgt den gleichen Prinzipien wie Gyrotonic, wird aber ohne spezielles Gerät ausgeführt. Man benötigt nur einen Hocker oder einen Stuhl und eine Übungsmatte.

Ich persönlich bin der Überzeugung, dass das Gyrotonic Expansion System und Gyrokinesis perfekte Trainingsmethoden sind, um den Körper optimal zu aktivieren, zu stärken, zu dehnen und zu entspannen. Sie sind für mich neben dem Tanzen die einzigen Trainingsformen, nach deren Anwendung ich mich richtig durchgearbeitet und wohlfühle. Sie bilden die praktische Ergänzung und Umsetzung dessen, was ich selbst als sinnvoll erachte und in diesem Buch auf theoretischer Basis zu vermitteln versuche.

Bevor ich Ihnen einige Übungen aus Gyrokinesis zeige, möchte ich Ihnen den großen Vorteil der Spiralbewegung neben der bereits beschriebenen Aktivierung der Nerven naher erläutern.

Spirale versus Drehung

Der Unterschied zwischen einer Drehung und einer Spirale ist, dass die Spirale noch die Dimension nach oben miteinbezieht. Viele Organismen in der Natur wachsen spiralförmig, da dies eine gute Mischung aus Stabilität und Flexibilität garantiert. Selbst unsere langen sogenannten Röhrenknochen wie der Oberschenkel- oder der Oberarmknochen weisen eine Spiralform auf.

Die Spirale bei einer Übung hat den Vorteil, dass bei der Mobilisation der Wirbelsäule gleichzeitig eine Streckung beziehungsweise Verlängerung und somit eine Druckentlastung oder Dekompression stattfindet. Dadurch besteht nicht die Gefahr, dass es zu einer Überlastung an den Gelenken kommt. Ein häufiger Grund für Verletzungen an den Gelenken ist nämlich eine Bewegung bei gleichzeitigem Druck, also einer Kompression im Gelenk. Die Dekompression ist für die Bandscheiben und die aus der Wirbelsäule heraustretenden Nerven sehr wichtig, da wir durch langes Sitzen und Stehen die Wirbelsäule und die Nerven komprimieren und einengen.

Es gibt immer wieder Verletzungen, die aufgrund von Drehbewegungen passieren. Wenn sich jemand über Jahre hinweg wenig körperlich bewegt oder sportlich betätigt hat und sich dann entschließt, an einer Yogastunde teilzunehmen, in der zum Beispiel der Drehsitz geübt wird, kann dies für die Wirbelsäule zu viel sein. Denn der Drehsitz kann die Wirbelsäule in einen Grenzbereich bringen, in dem schon lange keine natürliche Drehbewegung mehr stattgefunden hat. Diese komplexe Bewegung erfordert eine mobile (Lenden-)Wirbelsäule und sollte nur sanft ausgeführt werden. Aus Übereifer oder mangels entsprechender Anleitung wird bei dieser Übung leider oft zu viel Kraft eingesetzt und eine starke Drehung ausgeführt, obwohl die Wirbelsäule nicht aufgerichtet werden kann. Das belastet die Bandscheiben und es kann zu Schmerzen und Verletzungen kommen. Viele haben bei sportlichen Aktivitäten das Motto im Sinn: »Wenn es nicht wehtut, bringt es nichts.«

Im Gyrokinesis-Training wird die korrekte Ausführung der Spirale zunächst auf einem Hocker geübt, sodass die Wirbelsäule sanft an eine Vergrößerung des Bewegungsausmaßes herangeführt werden kann. Es verwirklicht die Ganzheitlichkeit, die für eine erfolgreiche Gesundheit ausschlaggebend ist.

Die positiven Effekte des Gyrokinesis-Trainings

Gyrokinesis ist ein Training, das die Wirbelsäule als zentrale Zone der Bewegungsfreiheit sieht. Man kann sich in der Peripherie, also in den Armen und den Beinen (verletzungs-)frei bewegen, wenn die Mitte gestärkt ist und Stabilität gibt. Es erfüllt darüber hinaus mit Ausnahme der Nährstoff- und Wasserzufuhr alle Anforderungen der High 10 und erzielt deshalb folgende positive Effekte:

- **Mobilisierung der Wirbelsäule ohne Druck**
- **Stimulation der Organe:** Die Organe erhalten die Nervenimpulse für ihre Tätigkeit aus Nerven, die auch aus der Wirbelsäule austreten. Durch die Aktivierung der Nerven wird somit der Informationsfluss zu den Organen verbessert. Die Spirale bewirkt zudem eine direkte Stimulation der Organe, sie werden sozusagen rhythmisch massiert. Die Tätigkeit der Organe wird dadurch unterstützt, die Entschlackung erleichtert und die Organe werden in ihrer Gesamtheit aktiviert. Werden die Organe in ihrer Tätigkeit unterstützt, erhöht sich der persönliche Energielevel – man fühlt sich besser.
- **Stimulation des Lymphsystems:** Dadurch wird die Entschlackung/Entgiftung verbessert und das Immunsystem gestärkt. Dies geschieht durch die Muskelaktivität und die verstärkte Atmung. Jeder Bewegung ist eine rhythmische Atmung zugeordnet: Die Atmung beeinflusst die Bewegung, die Bewegung beeinflusst die Atmung.
- **Erhöhung des Sauerstoffgehalts im ganzen Körper:** Mehr Sauerstoff bringt mehr Leistungsfähigkeit und mehr Energie.
- **Anregung des Meridiansystems:** Die Meridiane werden durch die unterschiedlichen Dehnbewegungen in alle Richtungen angeregt. Der Energiefluss im gesamten Körper wird verbessert, was wiederum einen positiven Effekt auf die Organe und das gesamte Wohlbefinden hat.

- **Stimulation der Hirn- und Rückenmarkshaut (*Dura Mater*):** Durch die sanften Bewegungen an der Wirbelsäule können Verklebungen, die sich im Laufe der Jahre aufgrund von Fehlhaltungen ergeben haben, behutsam gelöst werden. Das bringt einerseits mehr Bewegungsfreiheit in der Wirbelsäule und andererseits eine verbesserte Tätigkeit des craniosacralen Systems mit sich (siehe Seite 131).
- **Dehnung der Faszien:** Die Faszien – Bindegewebsschichten, die jedes Organ und jeden Muskel umgeben – am Oberkörper und um die Organe werden gedehnt. Faszien können sich aufgrund lang bestehender Fehlhaltungen verziehen. Das sieht dann so aus, als würde man an einer Ecke eines Pullovers ziehen, wodurch das ganze Kleidungsstück verzogen wird. Man kann den Zug über den Pullover sogar etwas spüren. So ähnlich verhält es sich auch mit verspannten, verzogenen Faszien. Ist eine Faszie erst einmal in einer Fehlhaltung fixiert, kann es in weiterer Folge zu ausgleichenden Reaktionen an der Wirbelsäule oder an Organen kommen. Das bedeutet: Wirbel verschieben sich und Organe werden durch Faszienzüge bedrängt, was wiederum zu einer verminderten Aktivität der Organe führen kann. Mithilfe von Gyrokinesis-Übungen werden die Faszien rhythmisch gedehnt und somit aus der Fehlspannung gebracht.

Gyrokinesis ist eine auf dem Konzept der Ganzheitlichkeit basierende Trainingsform mit entsprechend multifunktionalen Wirkungen, die dem Körper sehr viel Gutes bringt. Beim Training an den Geräten des Gyrotonic Expansion Systems kommt durch den leichten Widerstand eine Führung der Bewegung hinzu, wodurch Fehlhaltungen und Dysbalancen erkannt und Schleichwege aufgedeckt und sofort korrigiert werden können.

Ich möchte Ihnen einen kleinen Ausschnitt aus dem Trainingsprogramm »Gyrokinesis Level I« zeigen.

NARROWING OF THE PELVIS

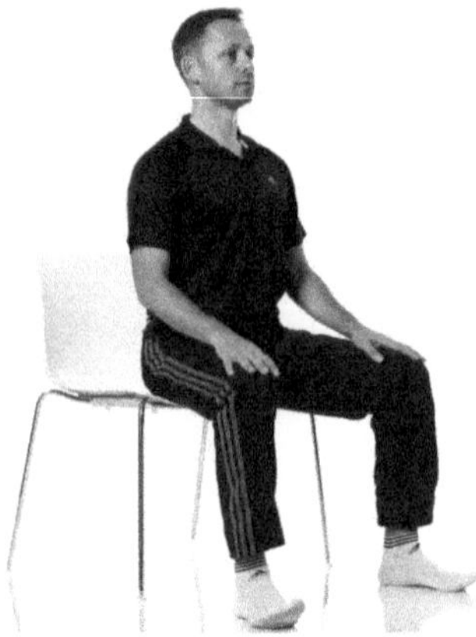

Der folgende Ausschnitt stammt aus einem Übungsprogramm, das man auf einem Hocker oder Stuhl sitzend ausübt. Der erste Schritt ist das Erlernen der Grundhaltung, des sogenannten Narrowing of the pelvis, was so viel wie »Kompakt-Machen des Beckens« bedeutet. Damit ist Folgendes gemeint: Das Becken stellt die Basis der Wirbelsäule dar. Ist die Muskulatur am und um das Becken passiv, also inaktiv, driftet es auseinander und die Wirbelsäule drückt ins Becken. Aktiviert man diese Muskulatur, wird dessen Aufrichtung und Ausrichtung balanciert. Es bietet somit eine stabile Basis und erlaubt der Wirbelsäule mehr Bewegungsfreiheit.

1. Setzen Sie sich aufrecht an die vordere Kante eines Stuhls. Das Becken ist aufgerichtet, die beiden Sitzbeinknochen sind senkrecht. Der Schultergürtel sollte in einer Linie über dem Beckengürtel sein, sodass das Gewicht des gesamten Oberkörpers direkt »in das Becken fallen« kann. Somit ist die aufrechte Haltung (ver-)spannungsfrei möglich.
2. Die Beine sind ein wenig geöffnet, die Füße ruhen fest auf dem Boden.

3. Ziehen Sie die Fersen leicht diagonal nach hinten in Richtung Körpermittellinie.
4. Schieben Sie die Knie entlang dem Oberschenkel nach vorn weg – so findet eine Entlastung im Hüftgelenk statt.
5. Drücken Sie die Innenseiten der Oberschenkel leicht zueinander.
6. Drücken Sie die Knie leicht nach außen.
7. Drücken Sie nun mit den Füßen leicht in den Boden, sodass die Fußsohlen geöffnet sind, und heben Sie die Zehen leicht an. Stellen Sie sich vor, dass Ihre Fußsohlen wie ein Saugnapf fest mit dem Boden verbunden sind. Ihre Wirbelsäule bekommt durch die Aktion der Füße noch mehr Aufrichtung und der Kopf »schwebt« zur Decke.
8. Entspannen Sie sich anschließend wieder und versuchen Sie das Ganze noch ein paar Mal, bis Sie diese Grundhaltung problemlos einnehmen können.

Die beiden folgenden Übungen stammen aus der »Twisting Series« des Gyrokinesis-Trainings und können perfekt in den Alltag integriert werden. Behalten Sie die eben beschriebene Grundhaltung während dieser Übungen bei. Dadurch erhalten Sie eine stabile Mitte und eine Verbindung zum »Seed Center«[7] – Ihrem Kraftzentrum, aus dem heraus die Kraft zur Wirbelsäule und zu den Armen und Beinen weiterwachsen kann.

SIMPLE SPIRAL

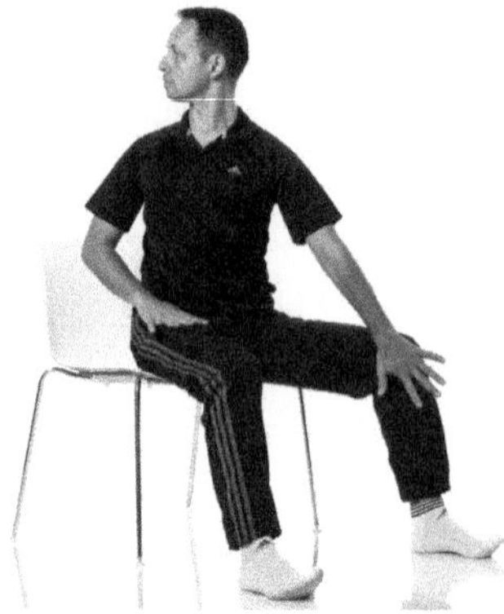

1. Kommen Sie in die Grundhaltung »Narrowing of the pelvis«.
2. Verschrauben Sie sich langsam nach rechts um die Achse der Wirbelsäule – denken Sie dabei daran, dass die Wirbelsäule die ganze Zeit auch nach oben expandiert. Die Bewegung ist ähnlich, als würden Sie einen Korken aus der Flasche herausdrehen. Während der Verschraubung nach hinten atmen Sie durch die Nase ein.
3. Die rechte Hand gleitet zur rechten Leistenbeuge – Sie stützen sich ganz leicht ab, um die Richtung nach oben zu unterstützen.
4. Die linke Hand gleitet zur Innenseite des linken Knies. Sie verstärken die Spirale durch sanften Druck mit der linken Hand.
5. Kommen Sie wieder zur Ausgangsposition zurück und machen Sie dieselbe Bewegung zur anderen Seite. Dabei atmen Sie durch den Mund aus.

Führen Sie diese Spiralbewegung zehn- bis fünfzehnmal hintereinander durch. Anschließend machen Sie eine kurze Pause.

Sie können diese Übung noch etwas verstärken, indem Sie einen Arm nach hinten an die Lehne des Stuhls oder Hockers geben und leicht ziehen.

»HORIZONTAL-SPIRAL«-VARIATION

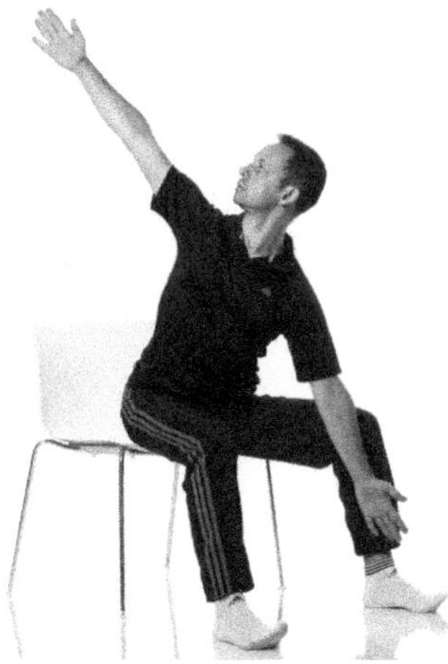

1. Kommen Sie in die Grundhaltung »Narrowing of the pelvis«.
2. Bringen Sie Ihren Oberkörper nach vorn, ohne sich in der Wirbelsäule nach vorn zu beugen. Die Bewegung findet in der Hüfte statt.
3. Der linke Arm bleibt gestreckt und drückt leicht gegen das linke Knie. Der rechte Arm wird nach vorn gebracht, so als wollten Sie jemandem die Hand geben.
4. Verschrauben Sie nun den Oberkörper nach rechts. Der rechte Arm wird diagonal nach hinten gebracht, sodass beide Arme eine gemeinsame Diagonale bilden.
5. Schauen Sie dabei auf die obere, rechte Hand, sofern Sie keine Schmerzen in der Halswirbelsäule verspüren.
6. Kommen Sie dann wieder in die Ausgangsposition zurück und führen Sie die Übung auf der anderen Seite aus.

Diese Übung hat denselben neurophysiologischen Effekt wie die Meerjungfrau und ist somit äußerst effektiv und wertvoll.

Hocheffizientes Functional Training und Crawling Fitness

Functional Fitness ist in den letzten Jahren sehr beliebt geworden und es haben sich zahlreiche verschiedene Functional-Fitness-Workouts und -Methoden entwickelt. Ich begrüße diesen Trend sehr und bin davon überzeugt, dass es für den Körper am besten und effizientesten ist, vor allem weil man dabei mit dem eigenen Körpergewicht arbeitet und keine weiteren Geräte benötigt.

Ich habe mich in den letzten Jahren intensiv mit diesem Thema beschäftigt und in der Folge Crawling Fitness entwickelt – ein Workout, das man überall ausführen kann und das alle essenziellen Teile eines effizienten Trainings beinhaltet: Kraft, Koordination, Beweglichkeit, Gleichgewicht und Geschmeidigkeit. Das Crawling-Workout ist eher eine Weiterentwicklung als eine Erfindung. Es vollzieht die natürlichen, von der Evolution durch entsprechende genetische Programmierungen vorgesehenen Bewegungen nach.

Die Übungen des Crawling-Workouts erfordern den Vierfüßlerstand. Sie nutzen damit viele der rund 650 Muskeln, die Sie besitzen – mehr als bei anderen Trainingsformen und mehr als in der täglichen Bewegungs- und Trainingsroutine von Tänzern oder Leistungssportlern zum Einsatz kommen. Dabei fordern sie beide Körperseiten gleichermaßen. Das Crawling-Workout ist mit seinen dreidimensionalen, immer in Bewegung stattfindenden Übungen eine der – auch wenn das Wort abgegriffen ist – ganzheitlichsten Trainingsmethode, die ich kenne.

VORTEILE VON CRAWLING FITNESS

- Dreidimensionales Training
- Kräftigung des gesamten Oberkörpers und der Beine
- Training der diagonalen Muskelkette (was eine schnellere Reaktion ermöglicht)
- Verbesserung der Koordination
- Verbesserung der Geschmeidigkeit
- Verbesserung der Beweglichkeit
- Mobilisierung der Wirbelsäule

HIGH SPIRAL CRAWL

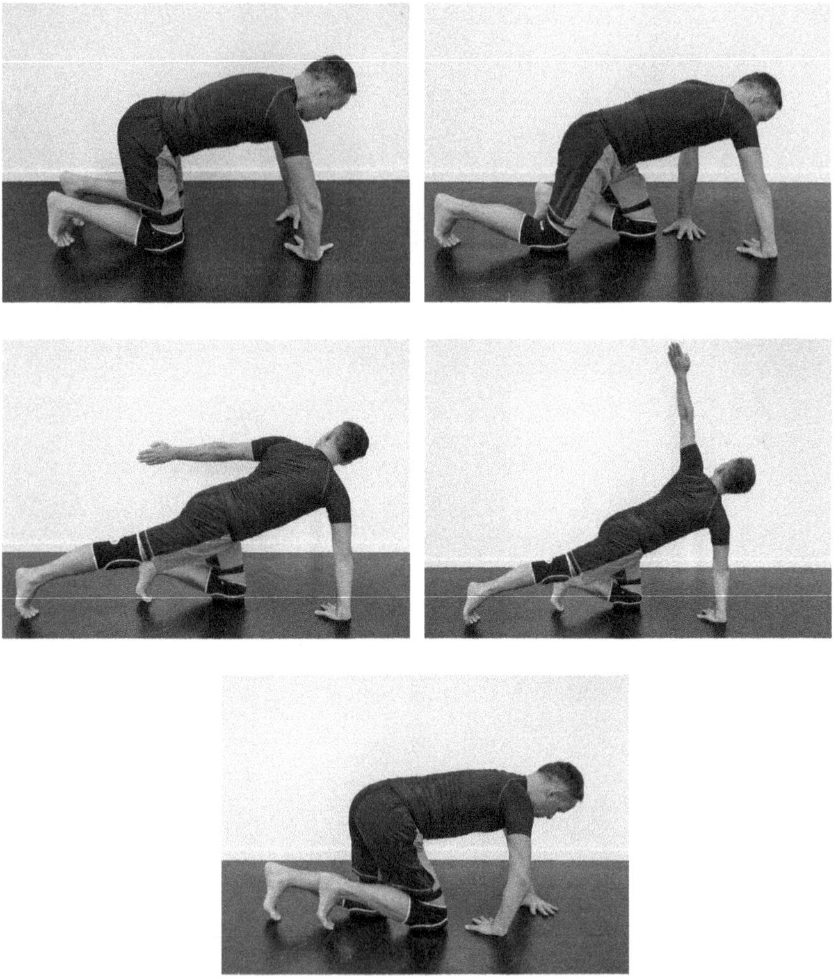

1. Nehmen Sie die einfache Ausgangsstellung ein: Die Knie stehen hüftbreit auf dem Boden und sind idealerweise durch Knieschoner geschützt. Wählen Sie eine Ihnen angenehme Handposition, beachten Sie auch die Beugung der Ellbogen. Halten Sie Ihre Wirbelsäule in ihrer natürlichen Krümmung.
2. Heben Sie den rechten Arm und das linke Knie gleichzeitig nur wenige Zentimeter an. Machen Sie einen kleinen Schritt nach vorn.
3. Strecken Sie nun das rechte Bein nach hinten, die Zehen bleiben auf dem Boden. Strecken Sie gleichzeitig den linken Arm seitlich nach hinten, die Finger sind gestreckt und die Handfläche zeigt nach außen. Die Wirbelsäule wird dadurch leicht verschraubt, der Kopf blickt zur Seite.
4. Führen Sie den linken Arm im Halbkreis nach oben und nach vorn und setzen Sie die Hand vor dem Körper auf dem Boden ab.
5. Sobald die Hand den Boden berührt, ziehen Sie auch das rechte Bein an und setzen das Knie einen kleinen Schritt nach vorn. Atmen Sie beim Strecken von Bein und Arm tief und langsam ein und beim Absetzen aus.
6. Führen Sie anschließend die Übung zur anderen Seite aus (8–10 Wiederholungen pro Seite). Auf diese Art krabbeln Sie in kleinen Schritten durch den Raum.

Diese Übung ist besonders hilfreich für die Mobilisation der Wirbelsäule.

GROUND CLIMBER

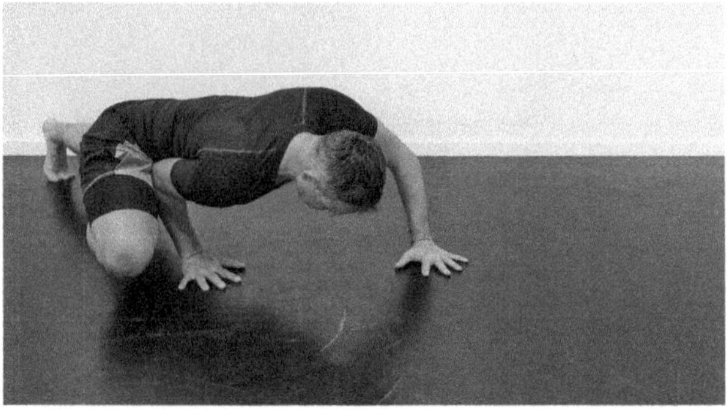

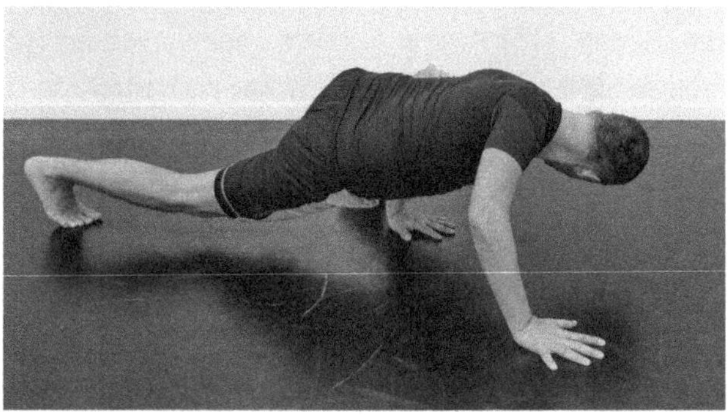

1. Nehmen Sie als Ausgangsstellung die Liegestützposition ein. Ziehen Sie das gebeugte rechte Bein neben dem Oberkörper so weit nach vorn, wie Sie können. Der rechte Arm ist ebenfalls gebeugt, der rechte Ellbogen berührt die rechte Hüfte. Der linke Arm dient der seitlichen Unterstützung.
2. Bei dieser Übung bewegen Sie sich mit dem Rumpf nahe am Boden. Stellen Sie sich vor, Sie müssten auf einem geneigten Untergrund nach oben klettern. Drücken Sie sich mit dem rechten Fuß nach vorn, setzen Sie die rechte Hand weiter vorn auf den Boden. Gleichzeitig ziehen Sie das linke Knie an den Oberkörper. Nun befinden Sie sich wieder in der Ausgangstellung, nur spiegelverkehrt.

3. Wiederholen Sie die Übung acht- bis zehnmal und atmen Sie dabei regelmäßig.

Diese Übung ist besonders hilfreich für die rückseitige Oberschenkelmuskulatur und die Oberarmmuskulatur.

Zellengenossen: das craniosacrale System

Nein, es geht jetzt nicht um einen Krimi, sondern um etwas, das zwar ebenso spannend, aber völlig normal und ungefährlich ist: die Zellen des Zentralnervensystems und der umgebenden Strukturen.

Wie bereits erwähnt, kommunizieren die Zellen im gesamten Körper stets miteinander. In der Hirnforschung beschäftigt man sich seit einigen Jahren zunehmend damit, herauszufinden und besser zu verstehen, wie Zellen miteinander kommunizieren und gesteuert sind. Darauf möchte ich nicht eingehen, da dies nicht mein Betätigungsfeld ist. Ich möchte Ihnen stattdessen den Zellverbund in Form des craniosacralen Systems näherbringen und dessen direkten Einfluss auf Ihr Wohlbefinden erläutern.

Das craniosacrale System, kurz CSS, ist das zentralste System im Körper. Es besteht aus dem Schädel, dem zentralen und peripheren Nervensystem mit Gehirn, Rückenmark und Nerven, der Hirn- und Rückenmarksflüssigkeit einschließlich der zugehörigen Bindegewebshäute sowie dem Kreuzbein.

Gehirn und Rückenmark sind miteinander verbunden und von einer weichen Hülle, der *Dura Mater,* umgeben. Zwischen dieser Haut und dem Zentralnervensystem zirkuliert eine Flüssigkeit, die Liquor oder auch Gehirn- beziehungsweise Rückenmarksflüssigkeit genannt wird. Sie hat die Aufgabe, die Nerven mit Nährstoffen zu versorgen und sie vor bakteriellen Infektionen zu schützen. Des Weiteren fungiert der Liquor als Dämpfsystem bei Sprüngen oder auch beim normalen Gehen und Laufen. Man kann also sagen, dass das ZNS im Liquor schwimmt.

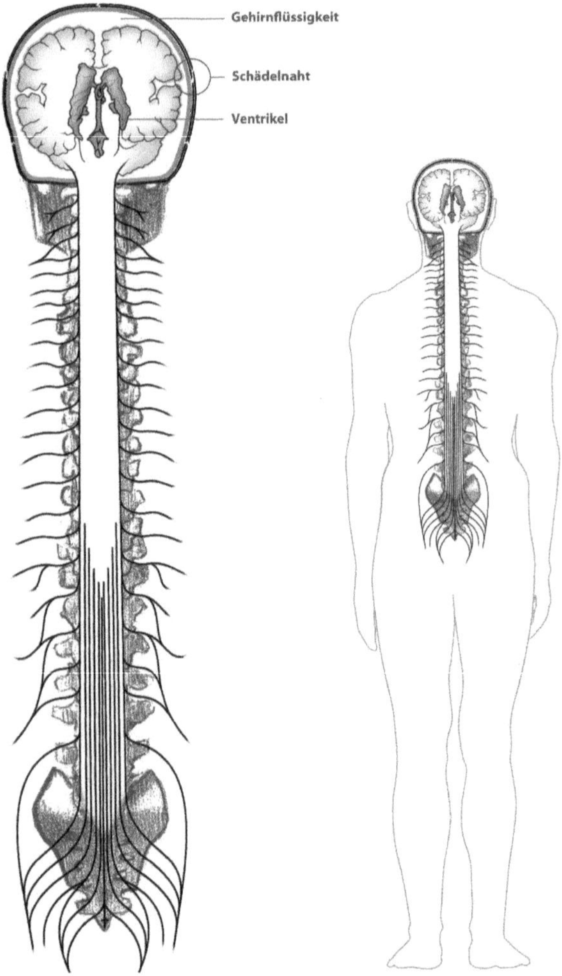

Das craniosacrale System

Die Rückenmarkshaut ist dehnbar und verkürzt sich während der Nacht um bis zu vier Zentimeter. Deshalb verspüren Sie vielleicht manchmal am Morgen eine gewisse Steifigkeit im Rücken- oder Nackenbereich, wenn Sie den Kopf und den Oberkörper nach vorn neigen. Im Laufe des Tages gewinnt die Rückenmarkshaut wieder an Länge, dehnt sich aus und dieselbe Bewegung verursacht dann keine Beschwerden mehr.

Die weiche *Dura Mater* wird von einer harten knöchernen Hülle, den Schädelknochen (lat. *cranium* für Schädel), den Wirbeln und dem Kreuzbein (lat. *sacrum*) umgeben. Daraus leitet sich auch der Name dieses Systems ab.

Der menschliche Schädel besteht aus einzelnen Schädelknochen, die über Schädelnähte miteinander verbunden sind. Die einzelnen Knochen sind übrigens entgegen der landläufigen Meinung beim Erwachsenen nicht fest miteinander verwachsen.[8] Sogar ich habe in meiner Ausbildung noch gelernt, dass die Schädelknochen bei Neugeborenen und Kindern weich und beweglich, bei Erwachsenen hingegen fest miteinander verwachsen sind. Die Schädelnähte fungieren jedoch als gelenkige Verbindung, was für unser Wohlbefinden von großer Wichtigkeit ist.

Der Liquor wird im Inneren des Gehirns in den Ventrikeln produziert und nach außen in den Zwischenraum gepumpt. Er fließt dann in Richtung Becken, von wo ein Teil in das venöse System übergeht und der andere Teil wieder nach oben zum Gehirn gepumpt wird. Noch weiß man nicht, wie dieser Pumpmechanismus funktioniert, da es im Gehirn keinen Muskel gibt, der ihn ausführen könnte. Aber man weiß, dass er abläuft.

Dieser Pumpmechanismus, auch craniosacraler Rhythmus genannt, passiert etwa sechs- bis zehnmal pro Minute und ist primär unabhängig von der Atmung und dem Herzrhythmus. Primär deshalb, da man durch eine intensive Atmung die Zirkulation des Liquors tatsächlich etwas beeinflussen kann. Man nennt den craniosacralen Rhythmus auch primäre Atmung, weil sie bereits im Mutterleib aktiv und nachweisbar ist.

Wenn der Liquor in den Raum zwischen dem Gehirn und der Gehirnhaut, die am Schädelknochen befestigt ist, gepumpt wird, erhöht sich der Druck zwischen Gehirn und Schädelknochen. Wären die Schädelknochen nicht beweglich, sondern fest miteinander verwachsen, hätten wir aufgrund des hohen Drucks starke Kopfschmerzen. Da sie jedoch beweglich sind, können sie die Druckerhöhung ausgleichen, indem sie leicht auseinanderdriften. Der Schädel dehnt sich also aus und zieht sich wieder zusammen. Am unteren Ende des craniosacralen Systems findet ebenfalls Bewegung statt: Das Kreuzbein kommt dadurch in eine schaukelnde Bewegung, welche durch die Spannung und Entspannung der Rückenmarkshaut im Zuge der Liquorzirkulation entsteht.

Aufgrund dieser Erkenntnis wird klar: Die beweglichen Schädelknochen können sich verhaken oder auch blockieren, so wie jedes andere Gelenk im Körper auch. Wenn dies der Fall ist, gerät das craniosacrale System aus dem Gleichgewicht, was sich negativ auf verschiedene Bereiche des Körpers auswirken kann.

Wenn Sie an die High 10 denken, so kann eine solche Fehlfunktion auch die Ursache für einen dysreaktiven Muskel sein, da jeder Muskel einem bestimmten Schädelknochen zugeordnet ist. Ist die Bewegung dieses Schädelknochens eingeschränkt oder sogar blockiert, reagiert der entsprechende Muskel mit einer Schwäche. Am Beispiel eines Patienten möchte ich Ihnen die Wichtigkeit dieses Systems für die Muskelreaktivität erklären.

Eine »nervige« Geschichte

Roland, ein 17-jähriger Mountainbike-Marathonfahrer, stand kurz vor seinem Wechsel ins Profilager. Seine Karriere verlief sehr gut und einige Sponsoren wurden auf ihn aufmerksam. Plötzlich erlebte der junge Sportler jedoch bei den Rennen einen Einbruch. Während der Rennen verlor er die Kraft in den Beinen und musste mitansehen, wie seine Konkurrenten an ihm vorbeizogen. Er beschrieb dieses Gefühl der Kraftlosigkeit mit den Worten: »Es fühlt sich an, als ob mir jemand den Stecker für die Beine herauszieht.«

Ich machte bei Roland meine routinemäßigen Muskeltests und fand tatsächlich einige Muskeln, die nicht richtig aktiviert waren und eine fehlende Koordination mit anderen Muskeln aufwiesen. Ich arbeitete zwei Sitzungen lang am Ausgleich dieser Dysbalancen und schickte ihn anschließend im wahrsten Sinne des Wortes wieder ins Rennen. Nach meinem Ermessen war er topfit und hätte wieder eine gute Platzierung erreichen müssen. Am Tag nach dem Rennen rief er mich jedoch an und berichtete mir, dass es ihm zwar schon etwas länger gut gegangen sei, ihn aber die Kraft abermals verlassen habe. Er kam wieder zu mir, ich vollzog wieder meine Tests, konnte aber keine Dysbalance finden. Wir einigten uns darauf, dass er es noch einmal versuchen und beim nächsten Rennen wieder starten sollte. Doch es gab wieder dieselben schlechten Nachrichten.

Ich muss gestehen, ich war etwas überfragt und verzweifelt, zumal Roland in den Trainings nie diesen Kraftverlust verspürte. Ich begann zu mutmaßen, dass er womöglich dem Druck während der Rennen nicht gewachsen war, doch ich wollte noch nicht aufgeben.

Bei der nächsten Konsultation fragte ich ihn, ob es irgendetwas gebe, was bei einem Rennen anders als beim Training und bei mir in der Praxis sei. Er antwortete, dass er unterschiedliche Helme benutze. Daraufhin machte ich mit jedem Helm die Muskeltests, doch das Ergebnis war identisch. Doch dann fiel Roland noch ein, dass er von einem Sponsor eine neue Brille bekommen hatte, die er während der Rennen immer aufsetzte.

Roland setzte die Brille auf und ich führte den Muskeltest erneut durch. Das Ergebnis war beeindruckend: Bei allen Muskeltests war jeder einzelne Muskel schwach – wie ausgeknipst. Sobald er die Brille abnahm, waren die Ergebnisse aller Muskeltests wieder normal! Wir sahen uns nach dieser verblüffenden Erkenntnis die Brille genauer an und stellten fest, dass sie sehr fest am Schädel oberhalb der Ohren saß, vermutlich um sicherzustellen, dass sie auch bei Erschütterungen an Ort und Stelle blieb. Doch der Druck durch die Brille hatte zur Folge, dass die Bewegungen des Schläfenknochens unterbunden wurden, wodurch in Rolands Fall die Muskulatur der Oberschenkel schwach reagierte.

Die Lösung des Problems war demnach denkbar einfach: Entweder eine andere Brille verwenden oder die Bügel der Brille lockern. Roland war anfänglich etwas misstrauisch, was ich ihm nicht übelnehmen konnte. Doch nach mehrmaligen Muskeltests mit und ohne Brille war er überzeugt, dass dies der Grund für seine Muskelschwäche während der Rennen sein musste. Von diesem Zeitpunkt an benutzte Roland eine andere Brille und hatte nie mehr dieses Problem.

Dieses Beispiel ist zwar nicht alltäglich, es zeigt jedoch die Wichtigkeit der freien Bewegungsmöglichkeit der Schädelknochen. Seither teste ich vor allem bei Brillenträgern die Beweglichkeit der Schädelknochen und finde immer wieder ähnliche Phänomene wie bei Roland.

Ein weitaus häufigerer Grund für Bewegungseinschränkungen der Schädelknochen sind Stürze oder Schläge auf den Kopf, aber auch Dauerstress. Stress bringt in der Regel eine Anspannung der Nacken- und Gesichtsmuskulatur mit sich. Wenn diese Spannung über einen längeren Zeitraum auf den Schädel einwirkt, kann es zu Behinderungen der Beweglichkeit kommen. In weiterer Folge können Beschwerden wie Kopfschmerzen, Tinnitus, Schwindel, aber auch Nackenschmerzen und Lendenwirbelsäulenbeschwerden auftreten.

Faszien, die Speicher all unserer Erfahrungen und Traumen

Ein weiterer Bestandteil des craniosacralen Systems sind die Faszien. Faszien sind bindegewebsartige Strukturen, die jede Muskelfaser, jeden Muskel sowie alle Organe umgeben und zu denen unter anderem auch Bänder und Sehnen gehören. Sie umspannen unseren gesamten Körper unter den Hautschichten und geben unserem Körper die äußere Form. Sie sind große, wabenförmige Netzwerke, die einzelne

Bereiche im Körper trennen, aber zugleich auch verbinden. Mithilfe der Faszien können Muskeln und Sehnen aneinander entlanggleiten; gleichzeitig verbinden sie Muskeln in ihren Funktionsweisen und Zugrichtungen miteinander. Bei der Ursache-Folge-Kette (siehe Seite 78) haben Sie bereits erfahren, dass Faszien ein reaktiver Teil des UFK-Mechanismus sind.

In den letzten Jahren ist die Bedeutung der Faszien für den Bewegungsapparat vielfach untersucht und bestätigt worden. Dr. Jean Claude Guimberteau präsentierte im Jahr 2007 auf einem Kongress in Boston ein Video, auf dem man die Funktionsweise der Faszien, aufgenommen mit einer Minikamera unter der Haut eines lebenden Menschen, sehen konnte. In diesem Video konnte man auch sehr gut die dreidimensionale Verspannung der Faszienstrukturen erkennen.

Die Faszien passen sich unserer gewohnten Körperhaltung an. Das bedeutet, dass sie bei einer Fehlhaltung ebenfalls betroffen sind und bei deren Korrektur in die Therapie miteinbezogen werden sollten. Neueste Studien und Erkenntnisse belegen, dass durch das Lösen von faszialen Verklebungen und Verwringungen der gesamte Organismus positiv beeinflusst wird. Es sind auch zahlreiche Bewegungs- und Therapieformen entstanden, die sich hauptsächlich mit den Faszien beschäftigen, zum Beispiel die Therapieform des Fasziendistorsionsmodells (FDM) nach Dr. Typaldos oder Bewegungssysteme wie Faszien-Pilates. Eine äußerst wichtige und für mich faszinierende Eigenschaft der Faszien ist, dass sie all unsere physischen Traumen speichern. Bei einem Sturz oder Schlag wirkt eine physikalische Kraft auf unseren Körper und dadurch ebenso auf die Faszien ein. Die kinetische Energie verteilt sich im Körper über die Faszien und bringt eine Verspannung oder Verwringung derselben mit sich.[9]

Wenn eine starke Kraft über einen längeren Zeitraum auf den Körper einwirkt, hat das eine dauerhafte Fehlbelastung zur Folge, und wenn sich im Laufe der Jahre mehrere physische Traumen ansammeln, sind die Faszien an mehreren Stellen in einer Fehlspannung oder Verwringung. Deren Kompensation kostet den Körper sehr viel

Kraft. Es ist also von großer Bedeutung, dass die Faszien so geordnet wie möglich verlaufen können.

Auch die *Dura Mater* ist eine Faszie und verfügt über deren Eigenschaften. Bei Wirbelsäulenproblemen kann es zu Verspannungen, Verdrehungen oder auch Verklebungen der *Dura Mater* kommen. In diesem Fall ist die Craniosacral-Therapie eine äußerst wirkungsvolle Methode, um diese Probleme dauerhaft zu lösen.

Die Craniosacral-Therapie

Diese Therapieform war ursprünglich ein Teil der Osteopathie. Dr. John Upledger hat die Craniosacral-Therapie einem breiten therapeutischen Publikum zugänglich gemacht und somit wesentlich zu ihrer Bekanntheit beigetragen.[10]

Bei der Craniosacral-Therapie nimmt man mit minimalen Bewegungen sowie sanftem Zug und Druck Einfluss auf die Bewegungen der Schädelknochen, des Beckens, der Wirbelsäule und die Ordnungsstruktur der Faszien. Diese Therapie ist bei den verschiedensten Problemen sehr wirkungsvoll. Ich arbeite täglich mit dieser Therapieform, unter anderem bei den folgenden Beschwerden.

Schleudertrauma

Bei einem Schleudertrauma kommt es durch die Schleuderbewegung des Kopfes zu einer Zerrung und einer Verklebung der Rückenmarkshaut. Dies führt zu einer verminderten Beweglichkeit der *Dura Mater* und auch zu einem Zug auf die an dieser Stelle austretenden Nerven. Infolgedessen entsteht eine starke Verspannung der Schulter-, Nacken- und Kopfmuskulatur, die wiederum Auslöser für Beschwerden wie Kopfschmerzen, Tinnitus oder Schwindel sein kann. Mithilfe der Craniosacral-Therapie lässt sich die Verklebung der Rückenmarkshaut lösen und die Verspannung der Muskulatur abbauen. Löst man sie nicht, sind oftmals jahrelange Beschwerden die Folge.

Hilfe für Schreibabys

Bei der Geburt kommt es bei einem Neugeborenen zu einer Überlappung der Schädelknochen, um durch den Geburtskanal zu passen. Danach sollten sie eigentlich wieder von selbst in ihre richtige Position zurückfinden. Doch manchmal bleibt eine Blockade zwischen zwei oder mehreren Schädelknochen bestehen, wodurch der Druck, der durch die Produktion des Liquors entsteht, nicht ausgeglichen werden kann. Die Babys spüren natürlich diesen Überdruck und versuchen, ihn durch Schreien auszugleichen, was ihnen jedoch nicht gelingt. Mithilfe der Craniosacral-Therapie löst man die Schädelknochen sehr sanft und ermöglicht ihnen auf diese Weise wieder eine freie Bewegung. Der Druck im Schädel normalisiert sich und das Baby kommt zur Ruhe.

Behandlung von Beschwerden nach einer Geburt

Aufgrund einer Geburt und der Kraft, die dabei auf das Becken einwirkt, können Frauen Probleme im Beckenbereich bekommen. Durch den Einsatz der Craniosacral-Therapie erlangt das Becken wieder schneller sein Gleichgewicht und die Gelenke werden ausbalanciert.

Beschwerden nach einer Periduralanästhesie

Eine Periduralanästhesie, kurz PDA, ist eine Anästhesieform, die den Unterbauch und beide Beine für die Dauer einer Operation oder auch für eine Geburt betäubt. Bei der PDA wird die Rückenmarkshaut durchstochen, wodurch es zu einer kleinen Verklebung oder Vernarbung kommen kann. Es kann im Bereich der Narbe zu mehr Spannung kommen, die sich in der Folge als Rücken- oder aber auch als Kopfschmerzen bemerkbar macht. Die Craniosacral-Therapie hilft, die Spannung an der Rückenmarkshaut zu lösen und die Beschwerden zu beheben.

Sturz auf das Steißbein

Bei einem Sturz auf das Steißbein kann es ebenfalls zu einem Zug auf die Rückenmarkshaut kommen. Dem Körper gelingt es oft jahrelang, diesen Zug auszugleichen. Ist die Kompensationsgrenze jedoch überschritten, können Beschwerden auftreten. Klassischerweise sind dies – neben Schmerzen am Steißbein selbst – Kopfschmerzen und Schwindel. Häufig treten solche Beschwerden erst nach Jahren oder sogar Jahrzehnten auf. Aus diesem Grund frage ich meine Patienten immer, ob sie in der Vergangenheit aufs Steißbein gestürzt sind. Mithilfe der Craniosacral-Therapie lassen sich die Verspannung der Rückenmarkshaut und die Fehlstellung des Steißbeins korrigieren (sofern die Fehlstellung nicht zu stark ist).

Diffuse Schmerzen und Verspannungen

Infolge der zuvor beschriebenen Verwringungen an den Faszien können Schmerzen in den verschiedensten Körperregionen auftreten. Durch die Anwendung der Craniosacral-Therapie kann man diese Verwringungen lösen und den Faszien wieder ihre normale Strukturrichtung geben.

Dies sind nur einige Beispiele für Probleme, bei denen die Craniosacral-Therapie sehr gute Heilungserfolge erzielen kann. Ich denke, Ihnen ist nun die Wichtigkeit eines balancierten craniosacralen Systems klar.

HARMONISIERUNG DES CRANIOSACRALEN SYSTEMS

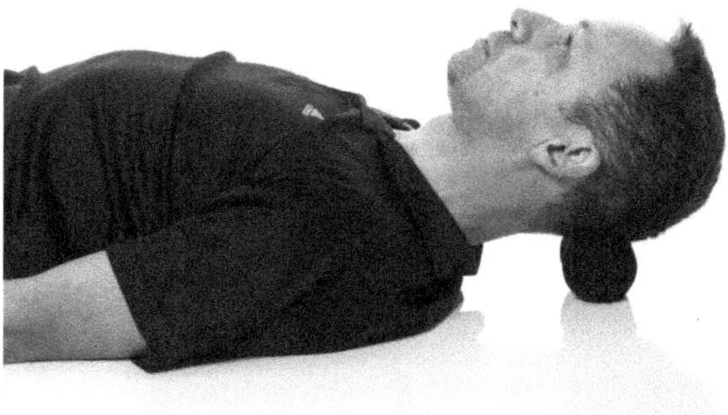

Es gibt eine sehr gute Übung zur Entspannung des craniosacralen Systems, die Sie ganz einfach selbst durchführen können:

1. Nehmen Sie zwei Tennisbälle, stecken Sie sie in eine Socke und verknoten Sie das offene Ende der Socke. Dadurch wird ein Auseinanderrollen der Bälle verhindert.
2. Legen Sie sich auf den Rücken und legen Sie sich die Bälle unter den Kopf. Vorsicht: Legen Sie die Bälle nicht unter den Übergang zwischen Kopf und Halswirbelsäule, denn dadurch können Sie starke Kopfschmerzen provozieren!
3. Bleiben Sie einige Minuten auf den Bällen liegen und entspannen Sie sich. Die Bälle üben am Hinterkopf Druck aus, der sich auf die Ventrikel überträgt.

Ich vergleiche den Effekt dieser Übung immer mit dem Reset-Knopf des Computers: Das System wird herunter- und neu hochgefahren. Dadurch kommt es zu einer verbesserten Aktivität des craniosacralen Systems. Diese Übung kann auch dazu beitragen, dass Sie schneller abschalten und bei Einschlafschwierigkeiten aufgrund zu vieler Gedanken den Absprung zum Schlaf schneller erreichen.

Eine starke Einheit: Muskeln und Organe

Es gibt einen weiteren interessanten Aspekt der Körperlogik, der mich täglich aufs Neue fasziniert und begeistert: die Beziehung zwischen Muskeln und Organen. Dieser Logik wird leider in meinen Augen zu wenig Beachtung geschenkt. Wenn man sie jedoch erst einmal zu verstehen beginnt, erkennt man das unglaublich große Potenzial, das darin schlummert.

Muskel-Organ-Beziehung

Diese Beziehung basiert auf dem Umstand, dass die peripheren Nerven, also jene Nerven, die aus der Wirbelsäule heraustreten, sich aufteilen: Ein Teil des Nervenstrangs geht zur Muskulatur und ein anderer Teil geht zu einem Organ. Muskel und Organ haben somit eine indirekte Nervenverbindung, über die sie miteinander kommunizieren.

Die Wechselbeziehung von Dünndarm und geradem Oberschenkelmuskel

In der Abbildung rechts sehen Sie die Muskel-Organ-Beziehung am Beispiel des Dünndarms und dem geraden Oberschenkelmuskel (*Musculus rectus femoris*). Die Kommunikation läuft hier folgendermaßen ab: Eine Bewegung besteht aus vielen einzelnen Muskelkontraktionen. Der Muskel bekommt vom Zentralnervensystem über den Nerv den Befehl, sich zu kontrahieren. Er führt den Befehl aus und schickt dem Zentralnervensystem die Information zurück, wie weit die Kontraktion fortgeschritten ist und wie viele Impulse er noch benötigt, um die gesamte Bewegung vollziehen zu können. Dieser Informationsaustausch findet im Bruchteil von Sekunden statt. Deshalb können wir uns schnell und fließend bewegen. Würde diese Kommunikation langsam ablaufen, könnten wir uns nur ruckweise bewegen.

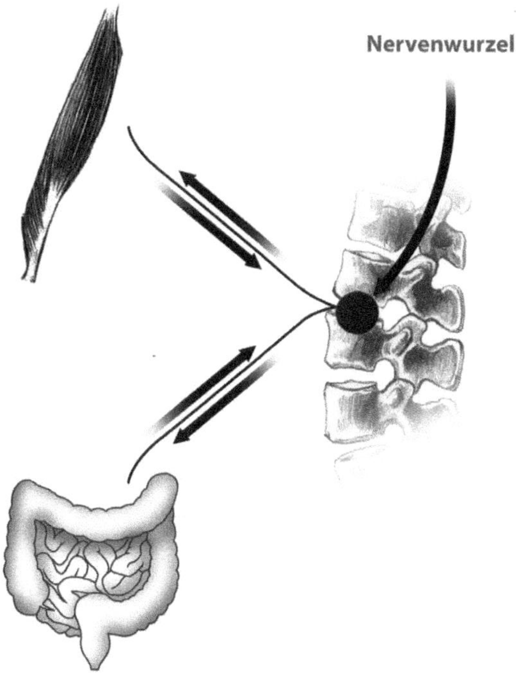

Muskel-Organ-Beziehung von Dünndarm und geradem Oberschenkelmuskel

Der Dünndarm bekommt ebenfalls über den Nerv vom Zentralnervensystem den Impuls zur Arbeit: Die Peristaltik, also die Bewegung der Darmmuskulatur, wird angeregt, Säuren und Verdauungsenzyme werden aktiviert et cetera. Der Dünndarm schickt seinerseits Informationen darüber zurück, wie weit die Verdauung fortgeschritten ist und welche Impulse noch benötigt werden, um die Verdauung fortlaufen zu lassen.

Da Muskel und Organ den gleichen Mutternerv haben, trifft die Information aus beiden Teilen hier zusammen und wird verarbeitet. Man nennt Muskel-Organ-Beziehungen, die die gleiche Mutter, also Nervenwurzel haben, auch Bruder-Schwester-Beziehungen.

Die nächsten Nervenimpulse zum Muskel und zum Dünndarm beinhalten daher auch die verarbeitete Information des jeweils anderen. Das bedeutet in unserem Beispiel: Ist im Dünndarm etwas durcheinander, zum Beispiel aufgrund einer Übersäuerung, bekommt der Muskel die Information, dass der Dünndarm in Dysbalance ist – und reagiert seinerseits ebenfalls mit einer Dysfunktionalität; er ist scheinbar schwach. Andersherum kann es genauso laufen: Weist der Oberschenkelmuskel eine starke Verletzung auf, reagiert der Dünndarm ebenfalls und die Verdauung wird gestört.

Unausgewogener Säure-Basen-Haushalt

Diese Muskel-Organ-Beziehung kommt sehr häufig vor und die Ursachen sind meist eine falsche Ernährung und Dauerstress. Tendenziell nehmen wir in unseren Breitengraden zu viel Säurebildner (vor allem industriell verarbeitete Lebensmittel sowie Zucker, Weißmehl, Schweinefleisch, Kaffee und Alkohol) zu uns und die zusätzliche Säure aufgrund des beinahe allgegenwärtigen Stresses trägt das ihre noch dazu bei. Die Folge: Der Säure-Basen-Haushalt gerät aus dem Gleichgewicht.

Der Säure-Basen-Haushalt wird mit dem ph-Wert angegeben; idealerweise liegt er bei etwa 7,4. Dies ist das Milieu, in dem alle biochemischen Vorgänge optimal ablaufen können. Kommt es jedoch zu einem Säureüberschuss, muss der Körper basische Stoffe hinzufügen, damit das Gleichgewicht gewahrt bleibt. Zu den basischen Stoffen zählen zum Beispiel Magnesium, Kalium, Kalzium und Eisen, um nur ein paar zu nennen. Sie fehlen also in anderen Bereichen, wodurch eine Muskelschwäche entstehen kann. Hält die Mehrbelastung durch überschüssige Säure zu lange an – also Monate oder sogar Jahre –, geht das auf Kosten der basischen Stoffe sowie der Basenspeicher (die Knochen, die basisches Kalzium enthalten, und die Muskeln, die basisches Magnesium enthalten).

Ein übersäuerter Darm hat beispielsweise sehr häufig muskuläre Defizite der Beinmuskulatur zur Folge. Je nachdem wie groß das

Kompensationspotenzial des Körpers ist, verträgt er mehr oder weniger Säurebildner. Dass die »richtige« Ernährung jedoch auch immer eine sehr individuelle Angelegenheit ist, möchte ich am folgenden Beispiel zeigen.

Eine Darmgeschichte

Frau S., eine sportliche 30-Jährige, kam mit starken Knieschmerzen zu mir, die sie seit einigen Monaten plagten. In ihrer Freizeit trieb sie sehr viel Sport und nahm an Triathlonwettbewerben teil. Sie ernährte sich sehr bewusst und nach den allgemeingültigen Regeln auch gesund.

Im Laufe der Erstuntersuchung prüfte ich die Muskel-Organ-Beziehungen und stellte fest, dass die Muskulatur ihrer Oberschenkelaußenseite, Oberschenkelrückseite und Oberschenkelvorderseite nicht richtig aktiviert war. Dadurch fehlte es dem Becken an Stabilität, was der Körper durch vermehrte Spannungen im Nackenbereich kompensierte. Außerdem ernährte sich Frau S. zwar sehr bewusst und klagte nicht über Verdauungsprobleme, schien aber trotzdem übersäuert zu sein, was sich in einem Muskeltest des geraden Oberschenkelmuskels zeigte, der eine Verbindung zum Darm hat. Ich riet ihr zu einer basischen Ernährung in Form der »milden Ableitungsdiät«, einer basischen Diät, die, so gut es geht, alle säurebildenden Lebensmittel vermeidet. Für die Dauer von zwei Wochen sollte sie nur leicht verdauliche Kost zu sich nehmen und folgende Lebensmittel komplett meiden:

- Alkohol
- Kaffee oder Tee – mit Ausnahme von Kräutertees
- Kuhmilchprodukte
- Rohes Obst und Gemüse, da sie, obwohl sie grundsätzlich sehr gesund sind, vom Darm sehr viel Aktivität verlangen

- Scharfe Gewürze
- Schweinefleisch
- Vollkornbrot
- Weizen
- Zucker oder Zuckerersatzstoffe – mit Ausnahme von Stevia

Diese Ernährung zielte darauf ab, alle Säurebildner zu eliminieren und dem Darm somit Schwerstarbeit zu ersparen.

Zwei Wochen später kam Frau S. völlig erleichtert und beschwerdefrei in die Praxis. Die Einhaltung der Diät war für sie kaum ein Problem gewesen, nur das Verbot von rohem Obst und Gemüse hatte ihr etwas zu schaffen gemacht.

Nachdem sich alle zuvor geschwächten Muskeln normalisiert hatten, konnte Frau S. wieder zu ihrer gewohnten Ernährungsweise zurückkehren. Allerdings unterhielten wir uns noch sehr lange über ihre Ernährung, um herauszufinden, was die eigentliche Ursache des Darmproblems sein könnte. Wir konnten jedoch kein klassisches Problem entdecken, denn sie ernährte sich scheinbar vorbildlich.

Drei Wochen später kam Frau S. wieder in meine Praxis und klagte darüber, in den vergangenen zwei Wochen die gleichen Knieschmerzen wie zuvor gehabt zu haben. Erneut zeigte sich die Schwäche der gleichen Muskeln und die Verbindung zum Darm. Daraufhin vereinbarten wir mit einem Arzt, mit dem ich seit Jahren zusammenarbeitete, einen Test auf Nahrungsmittelunverträglichkeiten durchzuführen. Das war zwar eine kostspielige Angelegenheit, doch die Beschwerden waren so groß, dass Frau S. die Kosten in Kauf nahm. Bei diesem Test wird das Blut in Bezug auf rund 400 Nahrungsmittel auf eine mögliche Unverträglichkeit hin geprüft.

Zwei Wochen später erhielt sie das Ergebnis des Tests, das uns beide sehr überraschte. Es wurde eine hundertprozentige Bananenunverträglichkeit festgestellt. Dieser Umstand wäre nicht weiter interessant gewesen, wenn Frau S. nicht aufgrund des Triathlontrainings sehr viele Bananen gegessen hätte. Bananen sind generell sehr beliebt bei Ausdauersportlern aufgrund ihres hohen Gehalts an Kalium, Kalzium, Magnesium, Phosphor und Eisen. Frau S. sagte, dass sie seit der Intensivierung ihres Trainings mehr Bananen esse. Zu diesem Zeitpunkt begannen auch ihre Beschwerden, die sie jedoch eher mit dem erhöhten Trainingsumfang in Verbindung gebracht hatte als mit ihrer Ernährung. Die Lösung war also denkbar einfach: Keine Bananen mehr essen. Seitdem verzichtete Frau S. auf Bananen und blieb völlig beschwerdefrei.

Anhand dieses Beispiels wird klar, wie fantastisch der menschliche Körper funktioniert. Die Verbindung aus Muskeln und Organen diente als Hilfe zur Aufdeckung einer Unverträglichkeit. Jedes Organ hat Nervenverbindungen zu bestimmten Muskeln. Einige Beispiele dafür, welche Muskeln mit welchen Organen in Verbindung stehen, finden Sie in der Tabelle auf Seite 148.

Einer der Schultermuskeln, der *Musculus deltoideus* oder Deltamuskel, hat beispielsweise eine Verbindung zu den Lungen. Ich habe schon mehrfach erlebt, dass Patienten wegen Schulterproblemen in die Praxis kamen und sich letztlich ein langwieriger Infekt in der Lunge als eigentliche Ursache herausstellte. Der Deltamuskel war schwach und andere Muskeln versuchten demzufolge, diese Schwäche auszugleichen. Das ging nicht lange gut und mündete in eine Entzündung.

Der wichtige Hüftbeuger *Musculus iliopsoas* hat eine Verbindung zu den Nieren. Wenn jemand über einen längeren Zeitraum zu wenig Wasser trinkt und die Nieren dadurch aus der Balance kommen, reagiert dieser Muskel mit einer Schwäche. Da die Nieren direkt auf dem *Musculus iliopsoas* aufliegen, kann es sogar so weit kommen, dass die Toxine aus der Niere in den Muskel diffundieren und dieser dadurch doppelt geschwächt wird. Auch Schmerzen in der Leiste stehen häufig in Verbindung mit dem *Musculus iliopsoas*. Wenn man versucht, die Schwäche durch verstärktes Muskeltraining zu bekämpfen, wird das Ergebnis sehr unerfreulich sein: Da der Muskel nicht trainingsbedingt, sondern aufgrund der verminderten Beweglichkeit der Niere entlang des Hüftbeugers schwach ist, trainiert man so nur die Kompensationsmuskulatur. Das führt häufig zu einer Entzündung und somit zu Schmerzen dieser Kompensationsmuskulatur.

Die wichtigsten Muskel-Organ-Beziehungen

Muskel	Organ
Deltamuskel (*Musculus deltoideus*)	Lunge
Gerader Bauchmuskel (*Musculus rectus abdominis*)	Dünndarm
Gerader Oberschenkelmuskel (*Musculus rectus femoris*)	Dünndarm
Großer Brustmuskel (*Musculus pectoralis major clavicularis*)	Magen
Großer Brustmuskel (*Musculus pectoralis major sternalis*)	Leber
Großer Gesäßmuskel (*Musculus glutaeus maximus*)	Reproduktionsorgane
Großer Oberarmmuskel (*Musculus teres major*)	Wirbelsäule
Großer Rückenmuskel (*Musculus latissimus dorsi*)	Pankreas
Halbsehnenmuskel (*Musculus semitendinosus*) und Schlankmuskel (*Musculus gracilis*)	Rectum
Hüftbeuger (*Musculus iliopsoas*)	Niere
Kleiner Schultermuskel (*Musculus teres minor*)	Schilddrüse
Kniekehlenmuskel (*Musculus popliteus*)	Gallenblase
Schenkelbindenspanner (*Tensor fasciae latae*)	Dickdarm
Schneidermuskel (*Musculus sartorius*)	Nebenniere
Trapezmuskel (*Musculus trapezius*) – oberer Teil	Auge, Ohr
Untergrätenmuskel (*Musculus infraspinatus*)	Thymus
Unterschulterblattmuskel (*Musculus subscapularis*)	Herz
Vorderer Schienbeinmuskel (*Musculus tibialis anterior*)	Blase

Gesunde Ernährung: eine persönliche Angelegenheit

Vielleicht geht es Ihnen so wie mir und Ihnen kommt der Begriff »gesunde Ernährung« schon fast zu den Ohren heraus. In den letzten Jahren, ja sogar Jahrzehnten wurde dieses Thema in meinen Augen überstrapaziert. Jede zweite Fernsehwerbung hat einen Bezug zu gesunder Ernährung. Überall wird darüber gesprochen, geschrieben und berichtet. Ich persönlich habe das Gefühl, dass die Ernährung umso ungesünder wird, je mehr darüber gesprochen wird. All die verschiedenen Gesundheitsgetränke, Joghurts oder Ähnliches sind in erster Linie ein erfolgversprechendes Geschäftsmodell und viele davon nicht einmal gesund. Aber wonach kann man sich denn richten? Wie schafft man es, sich gesund zu ernähren?

Unsere Ernährung hat, wie die beschriebene Darmgeschichte deutlich zeigte, einen direkten Einfluss auf unser muskuläres Gleichgewicht – wenn auch anders, als Sie vermutlich bisher angenommen haben. Eine gesunde Ernährung ist also für unseren Bewegungsapparat von größter Wichtigkeit und ein essenzieller Bestandteil des Verständnisses der Körperlogik. Denn wenn wir von unserem Körper optimale Leistung erwarten, benötigt er hochwertige Nährstoffe. Stellen wir ihm diese jedoch nicht ausreichend zur Verfügung, versucht er dieses Defizit auszugleichen. Er wird alles tun, um das Gleichgewicht im Körper aufrechtzuerhalten.

Die Experten sind sich darüber einig, und das ist auch in der Bevölkerung weitgehend angekommen, dass eine pflanzenreiche Ernährung für Menschen gut ist. Die Empfehlung für die tägliche Aufnahme von rohem Obst und Gemüse reicht allerdings von fünf bis zwölf Portionen, wobei eine Portion »eine Handvoll« der eigenen Hand entspricht. Ebenso wissen die meisten, dass weißer Zucker ungesund ist und dass Pommes frites und Hamburger nicht die ideale Ernährung darstellen – und vieles, vieles mehr. Es gibt unzählige Ernährungsempfehlungen von Trennkost bis hin zur Ernährung nach den vier Blutgruppen. Doch auf all das möchte ich an dieser Stelle nicht weiter eingehen, weil ich zum einen kein Ernährungswissenschaftler bin und es zum anderen bereits Hunderte Bücher zu Ernährungsthemen gibt.

Ich bin fest davon überzeugt, dass alle Ernährungsempfehlungen sehr gut funktionieren – nur eben nicht bei allen Menschen gleich gut. Es gibt Menschen, die auf Rohkost schwören, andere bekommen davon schreckliche Bauchschmerzen. So wie jeder Mensch anders aussieht und einen individuellen Fingerabdruck hat, so hat jeder Mensch auch einen individuellen Bedarf an Nahrungsmitteln.

Es gibt nur eine individuelle Art, sich gesund zu ernähren, keine allgemeingültige Ernährungsform.

Es gibt zwar allgemeine Richtlinien, was für den menschlichen Körper gut oder weniger gut verdaulich ist. Wie das aber für Sie persönlich aussieht, welches Obst und Gemüse Sie zu welcher Tageszeit gut vertragen, kann niemand ohne ausführliche Untersuchungen und Tests vorhersagen. Hier gilt es genau zu beobachten, wie Ihr Körper auf einzelne Nahrungsmittel reagiert. Eine sehr gute und äußerst simple Methode, um festzustellen, ob Sie ein Nahrungsmittel gut vertragen, ist darauf zu achten, wie Sie sich nach dem Essen fühlen: Essen stellt eine Energiezufuhr dar und dementsprechend sollten Sie sich spätestens eine Stunde danach energiegeladen fühlen und nicht schlapp, verquollen oder aufgebläht.

Bringt die Ernährung schwerwiegendere Probleme wie Verdauungsstörungen, regelmäßige starke Blähungen oder Übelkeit nach dem Essen mit sich, ist eine genauere Untersuchung notwendig, die ein Arzt durchführen sollte.

Mein Ernährungsprinzip »60 zu 40«

Ich persönlich versuche, mich nach dem Prinzip »60 zu 40« zu ernähren. Das bedeutet, wenn ich zu 60 Prozent für mich gesunde und gut verträgliche Nahrungsmittel esse, kann mein Körper 40 Prozent Nahrungsmittel verkraften beziehungsweise verarbeiten, die nicht optimal für meine Gesundheit sind, wie zum Beispiel Kaffee, ein Wiener Schnitzel oder Ähnliches. Wichtig dabei ist: Der 60-Prozent-Anteil sollte aus Nahrungsmitteln bestehen, die über einen hohen Wassergehalt verfügen – und das ist Gemüse.

Drei Dinge erscheinen mir noch wichtig:

1. **Essen darf keine Beiläufigkeit sein.** Ich meine damit, dass man sich während des Essens nicht durch Fernsehen oder andere Zerstreuungsfaktoren ablenken sollte. Essen ist eine wichtige Handlung und sollte auch als solche geschätzt werden. Wenn man in Ruhe isst, isst man nicht zu schnell zu viel und kaut gründlicher, was dazu führt, dass der Magen und der Darm besser verdauen können.
2. **Essen muss Spaß machen und schmecken.** Dass das Essen schmecken sollte, scheint selbstverständlich, doch ich erlebe häufig Menschen, die eine radikale Ernährungsumstellung machen und dann plötzlich Dinge essen, die sie nie zuvor gegessen haben und die ihnen zu allem Überfluss gar nicht schmecken. Sie bleiben jedoch eisern bei dieser Ernährungsform, weil sie ja so gesund ist. Das halte ich für nicht sehr sinnvoll. Ich bin fest davon überzeugt, dass unser Gehirn und somit auch unser Körper nicht gesünder werden, wenn man sich zwingt, nur dieses und jenes zu essen, weil es gesund ist, obwohl es nicht schmeckt. Eine Ernährungsumstellung ist eines der schwierigsten Unterfangen, da die Art und Weise, wie wir essen, sehr viel mit Gewohnheit zu tun hat. Das bedeutet, dass wir Gewohnheiten umstellen müssen. Und das gelingt am besten schrittweise. Wenn man zum Beispiel den täglichen Schokoriegel durch einen Apfel oder anderes Obst ersetzt, das immer noch gut schmeckt, wird das Gehirn diese Umstellung eher annehmen, als wenn man zum Beispiel rohen Gemüse-

saft statt Schokolade zu sich nimmt, der einem so gar nicht schmeckt und keine Freude bringt.

3. **Essen braucht Variation.** Ihr Körper benötigt eine variantenreiche Ernährung. Nicht zu viel von einem Lebensmittel, da er sonst unter Umständen unangenehm darauf reagieren und sogar eine Unverträglichkeit produzieren könnte. Wir nehmen ständig zu viel von denselben Lebensmitteln, etwa Weizen oder Kuhmilch zu uns. Wenn wir permanent dem Körper die gleichen Nahrungsmittel geben, ist die Chance groß, dass er mit einer Unverträglichkeit oder sogar mit einer Allergie reagiert. Das ist in meinen Augen auch einer der Gründe, weshalb es immer mehr Nahrungsmittelunverträglichkeiten gibt. Weizen zum Beispiel ist ein billiger Füllstoff, der in fast allen Fertigprodukten eingesetzt wird. Neben der Auswahl gesunder Nahrungsmittel geht es aber natürlich auch um deren Qualität: Frische Kuhmilch vom Bauern ist meiner Meinung nach besser verträglich als die pasteurisierte Milch aus dem Supermarkt, die lang haltbar ist. Nahrung sollte so natürlich wie möglich gekauft und so schonend wie möglich zubereitet werden. Suchen Sie nach Bauern oder Geschäften, denen Sie vertrauen können. Wenn Sie Obst, Gemüse oder Fleisch vom Bauern in Ihrer Nähe kaufen und sicherstellen können, dass keine Chemikalien im Spiel sind, dann ist die Vitalität dieser Lebensmittel viel höher.

Every breath you take

Sauerstoff ist, noch vor dem Wasser, der wichtigste Stoff, den all unsere Zellen brauchen. Durch die Atmung befreit sich der Körper von Toxinen, also von Giftstoffen. Die Muskeln können nur bei Vorhandensein von Sauerstoff die nötigen chemischen Reaktionen bei der Muskelkontraktion ausführen. Herrscht in den Zellen Sauerstoffmangel, sind sie nicht voll leistungsfähig. Die Folge: Müdigkeit und Schwäche. Die

Atembewegung dient außerdem der Stimulation der Organe, vor allem des Herzens. Es sitzt praktisch auf dem Zwerchfell auf und wird durch dessen Aktivität sanft auf- und abbewegt. Diese Bewegung unterstützt den Herzschlag. Auch die anderen Organe unterhalb des Zwerchfells werden, ähnlich wie auf Seite 118 beschrieben, mechanisch stimuliert und können dadurch ihre Tätigkeit verbessern.

Die Atmung hat für den gesamten Organismus eine sehr wichtige und weitreichende Funktion. Doch heutzutage ist die Atmung vieler Menschen ziemlich flach. Der Grund hierfür ist das viele Sitzen. In der normalen (falschen) Sitzposition ist die Wirbelsäule nach vorn gekrümmt, wodurch auch der gesamte Oberkörper zusammengedrückt wird. Das Zwerchfell und die Lungen sind in der Folge in ihrer Tätigkeit eingeschränkt und die Atmung nicht tief genug. Das Problem dabei: Der wichtige Gasaustausch findet im unteren Teil der Lungen statt. Wenn Sie also gekrümmt sitzen und dadurch flach atmen, kann die Atmung nicht bis zur Lungenbasis reichen. Die Folge ist Sauerstoffmangel.

Tiefe Atmung erfordert eine aufrechte Haltung.

Richtig atmen

Prinzipiell unterscheidet man beim Menschen zwei Atmungstypen: die Einatmungs- und die Ausatmungstypen. Einatmungstypen atmen tief und langsam ein, die Ausatmung erfolgt jedoch sehr schnell. Ausatmungstypen atmen rasch ein und langsam aus. Zusätzlich gibt es noch den Kurzatmungstyp, bei dem die Ein- und Ausatmung gleich lang sind, aber beide Atemphasen kaum länger als eine Sekunde dauern.

Im Idealfall sollte die Ein- und Ausatmung jedoch annähernd gleich lang sein. Langes Einatmen bewirkt, dass viel Sauerstoff in die Lungen und somit in den gesamten Organismus gelangt. Langes

Ausatmen bringt eine gute Entgiftung und Entschlackung mit sich, der Körper kann sich also von Toxinen befreien.

Achten Sie jetzt bitte auf Ihre Atmung. Atmen Sie lang ein oder eher lang aus? Beobachten Sie Ihre Atmung erst im Sitzen und anschließend in Rückenlage. Sie werden feststellen, dass die Atmung in den Positionen unterschiedlich ist.

Sobald Sie festgestellt haben, welcher Atmungstyp Sie sind, versuchen Sie, die jeweils kürzere Atemphase zu verlängern, also entweder länger ein- oder länger auszuatmen. Kurzatmungstypen sollten beide Atemphasen verlängern.

Durch die aktive Verlängerung der kürzeren Atemphase unterstützen Sie Ihren Körper bei Vorgängen wie Entspannung, Entsäuerung, Aktivierung von Muskeln und Organen.

AKTIVIERUNG DER ATMUNG

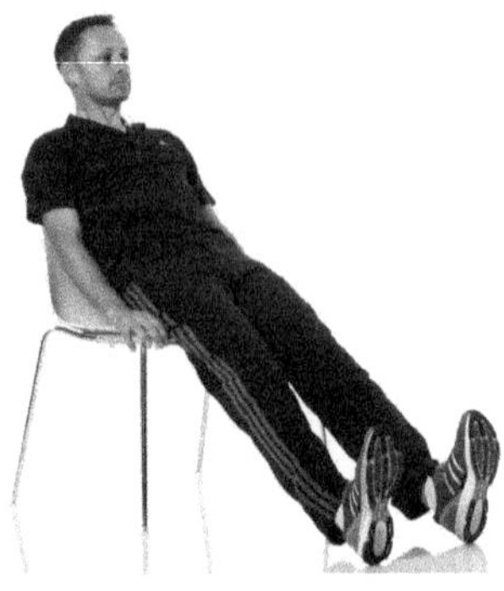

Die folgende Atemübung hat bereits sehr vielen Menschen zu einer tieferen und entspannteren Atmung verholfen. Sie ist sehr effektiv und einfach auszuführen. Sie können sie praktisch überall absolvieren und so Ihrem Körper in kurzer Zeit viel Gutes tun. Ich benutze sie auch für Patienten, bei denen inaktive Muskulatur auf Sauerstoffmangel zurückzuführen ist (siehe High 10, Seite 58).

Sie können diese Übung in Rückenlage oder im Sitzen durchführen. Allerdings empfiehlt es sich, die Beine auszustrecken und den Oberkörper in eine Linie mit den Beinen zu bringen. Wenn Sie diese Übung also im Sitzen machen, rutschen Sie bis an die Stuhlkante vor und legen Sie den Oberkörper auf der Lehne ab.

1. Atmen Sie langsam, aber tief durch die Nase ein, während Sie dabei langsam 21, 22 zählen.
2. Halten Sie nun die Luft viermal so lange an, wie Sie eingeatmet haben – Sie zählen also von 21 bis 28.
3. Atmen Sie zweimal so lange durch den Mund aus, wie Sie eingeatmet haben, und zählen dabei von 21 bis 24.
4. Wiederholen Sie die Übung zehnmal.

Als Ausatmungstyp vertauschen Sie bitte Schritt eins und zwei der Atemübung. Das bedeutet, Ihre Einatmung muss länger als die Ausatmung sein.

Es kann sein, dass Ihnen zu Beginn etwas schwindelig wird. Das ist die Reaktion des Gehirns, das sich für den Sauerstoff bedankt, den es endlich bekommt. Keine Sorge, nach einigen Atemzügen legt sich dieses Gefühl wieder. Es kann entstehen, weil die veränderte Atmung anfangs ein Hyperventilieren mit sich bringen kann.

Sie können während dieser Atemübung gleichzeitig Ihr Lymphsystem stimulieren, indem Sie den folgenden Schritt ergänzen: Ziehen Sie während der Einatmungsphase den (Vor-)Fuß hoch. Während der Ausatmungsphase strecken Sie den (Vor-)Fuß wieder vom Körper weg. Sie aktivieren dadurch mithilfe der Muskelpumpe in Verbindung mit dem Wechsel von Unter- und Überdruck das Lymphsystem. Die Lymphflüssigkeit wird in der Folge vermehrt weitertransportiert.

Every move you make

Die äußere und die innere Haltung bedingen einander. Die Art und Weise, wie Sie sich im Laufe der Jahre bewegt haben, hat Ihre Körperhaltung geformt. Welche Entscheidungen auch immer Sie in Bezug auf Ihren Körper getroffen haben, Ihre derzeitige Körperhaltung und Ihr derzeitiges Wohlbefinden sind – zumindest teilweise – ein Resultat dessen.

Wenn Sie also in der Vergangenheit mit Ihrem Körper sorgfältig umgegangen sind, auf gute Ernährung, ausreichend Wasser sowie genügend Ausgleich und Sport geachtet haben, wird Ihr Körper wahrscheinlich in guter Verfassung sein.

Wenn Sie in der Vergangenheit hingegen nicht so sorgfältig mit Ihrem Körper umgegangen sind, sich lieber von Fastfood ernährt und Sport nur im Fernsehen verfolgt haben, wird Ihr Körper ziemlich sicher einige Belastungen, eventuell sogar Beschwerden zeigen. Haben Sie zudem Ihre Körperhaltung jahrelang vernachlässigt, hat sich Ihr Bewegungsapparat angepasst und wird womöglich dauerhaft eine Fehlstellung aufweisen.

In einer korrekten Körperhaltung ruht der Kopf auf der Spitze der Körperlotlinie, die in etwa so verläuft: von der Mitte des Ohrs über die Mitte des Schultergelenks, der Hüfte und des Knies bis zur Mitte des Außenknöchels. In der Abbildung auf Seite 157 sehen Sie, wie der Körper der Schwerkraft nachgibt und ihr die Haltung scheinbar ausgeliefert ist. Fällt die Brustwirbelsäule aufgrund von langem Sitzen oder Stehen in sich zusammen, vergrößert sich deren Krümmung. Der Kopf ragt dadurch weiter nach vorn, wodurch die normale Krümmung der Halswirbelsäule nach vorn ebenfalls vermindert ist. Es kommt zu einer sogenannten Steilstellung der Halswirbelsäule. Die Krümmung der Lendenwirbelsäule nach vorn ist abgeschwächt.

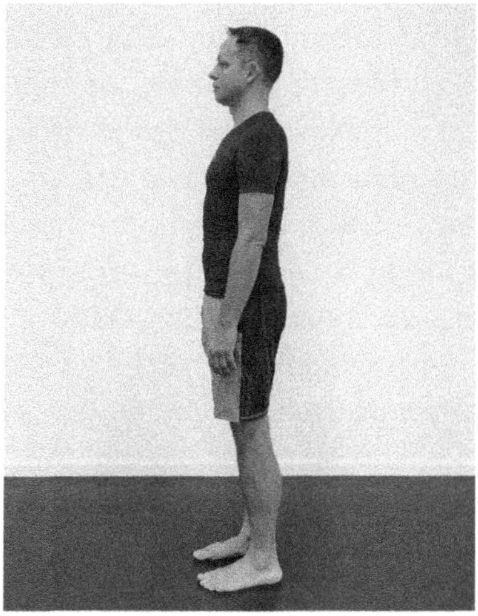

Korrekte Körperhaltung

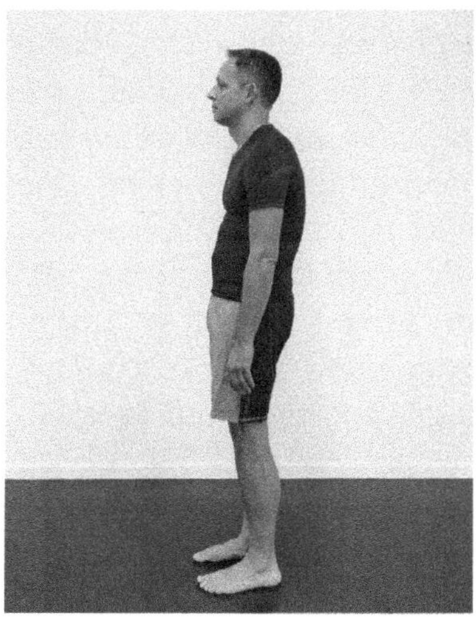

Fehlhaltung der Wirbelsäule

Die Nackenmuskulatur muss in der Folge dauerhaft in Spannung sein, um den Kopf zu halten. Ließe sie los, würde der Kopf nach vorn fallen, da sich der Schwerpunkt des Kopfes außerhalb der Lotlinie der Wirbelsäule befindet. Durch diese Fehlhaltung des Kopfes kommt es zu vermehrtem Druck an der Rückseite der Halswirbel – genauer: im Bereich des fünften und sechsten Halswirbels und direkt am Übergang zwischen Schädel und Atlas (erster Halswirbel). Aufgrund der Steilstellung rutscht der sechste Halswirbel häufig auf dem siebten Halswirbel nach vorn ab. Es entsteht eine kleine Stufe, die bei vielen Menschen als kleiner Höcker erkennbar ist. Die Nerven, die aus diesem Bereich der Halswirbelsäule austreten, können dadurch in Bedrängnis geraten und Beschwerden hervorrufen, wie etwa Taubheitsgefühle in den Fingern, Händen und Armen, ebenso Ameisenkribbeln oder Schmerzen. Durch diese Fehlhaltung ist zudem das Becken von den Sitzbeinen aus gesehen nach vorn gekippt.

Ein Mensch mit dieser Körperhaltung ist eine einzige Kompensations- und Ursache-Folge-Kette. Wahrscheinlich ist er von körperlichen Beschwerden in verschiedenen Bereichen geplagt wie Nacken- und Kreuzschmerzen, Verspannungskopfschmerzen, einschlafenden Händen und Knieschmerzen, um nur einige zu nennen. Aber mal abgesehen davon, was denken Sie, wie sein psychischer Zustand in dieser Körperhaltung ist? Es gibt einen tollen Cartoon von Charlie Brown, in dem er Lucy erklärt, wie man eine Depression richtig »genießen« kann. Er zeigt ihr genau dieselbe Haltung, die Sie in der Abbildung auf Seite 157 sehen. Der Kopf ist dabei sogar noch weiter gesenkt. Und er erklärt Lucy, dass, wenn man eine Depression wirklich genießen wolle, auf keinen Fall den Kopf und den Oberkörper aufrichten dürfe, denn dann verlöre man das depressive Gefühl sofort.

Dieser Cartoon bringt es auf den Punkt. Ist unser Körper in einer offenen, aufrechten Haltung und die Muskulatur in einem guten, ausgeglichenen Entspannungszustand, werden im Körper

Glückshormone freigesetzt. Wir fühlen uns energiegeladener und glücklicher. Ist die äußere Haltung hingegen zusammengesunken, ist die Gefahr groß, dass die innere Haltung der äußeren folgt und sich die Stimmung verschlechtert. Die Muskulatur und das Zentralnervensystem reagieren wechselseitig auf- und miteinander.

Gemäß der Körperlogik ist das verständlich:

- Ein Mensch mit aufrechter Haltung kann in alle Richtungen blicken, er ist in Interaktion mit anderen und der Umwelt, und das bringt Freude und macht glücklich.
- Ist ein Mensch zusammengesunken und sein Blick gesenkt, sieht er nur einen ganz kleinen Bereich um sich herum. Der Fokus ist auf ihn selbst gerichtet und auf seine Probleme, die ihn ständig umkreisen. Es fehlt die Interaktion, und die Gefühlslage verschlechtert sich.

Deshalb versucht der menschliche Körper alles, um die aufrechte Haltung wiederherzustellen. Das tut er, indem er jene Muskeln stark anspannt, die für die Aufrichtung zuständig sind. Das Problem ist nur, dass die Muskulatur gegen die Schwerkraft ohne aktives Zutun des Menschen keine Chance hat. Das bedeutet: Muskulatur, die nicht aktiv genutzt wird und keine Ausgleichsbewegung bekommt, wird entweder dauerverspannt oder dauerentspannt. Somit entsteht die Situation, dass es einerseits Muskeln in einer völligen Unter- und andererseits Muskeln in einer völligen Überspannung im Körper gibt.

Zwei klassische Muskelgruppen versuchen eifrig, die Haltung wieder aufzurichten und enden daher sehr häufig in einer Überspannung:

1. Die Nackenmuskulatur versucht den Kopf zu heben und die Halswirbelsäule aufzurichten.

2. Die Schulterblattmuskulatur versucht, die Schulterblätter an die richtige Position zu bringen und somit die Brustwirbelsäule aufzurichten.

In diesen Bereichen klagen die meisten Patienten über Verspannungsprobleme. Dadurch können unter anderem folgende Beschwerden entstehen:

- Kopfschmerzen
- Schwindelgefühle
- Augenbrennen
- Ohrengeräusche (Tinnitus)
- Schulter- und Nackenschmerzen
- Stechende Schmerzen im Brustbereich und an beziehungsweise unter den Schulterblättern

Verspannungen sind also Versuche Ihres Körpers, Sie wieder in eine korrekte Position zu bringen, die Ihnen körperliche und geistige Leichtigkeit verschafft.

NEGATIVE KÖRPERHALTUNG

Machen Sie einmal folgenden Selbstversuch:

1. Setzen Sie sich auf einen Stuhl und sinken Sie völlig in sich zusammen. Die Wirbelsäule ist stark gekrümmt, der Kopf hängt nach vorn, das Becken ebenfalls (wiederum von den Sitzbeinknochen aus gesehen).
2. Rutschen Sie auf den Sitzbeinknochen nach hinten. Lassen Sie Ihre Schultern nach vorn fallen und Ihre Mundwinkel hängen.
3. Verharren Sie etwa zwei Minuten in dieser Position.
4. Versuchen Sie anschließend an etwas Schönes oder Lustiges zu denken und sich gut und voller Freude zu fühlen – aber ohne Ihre Körperhaltung zu verändern!

Wie ging es Ihnen bei dem Versuch? Hat es sofort geklappt mit den schönen oder lustigen Gedanken? Ich vermute, es ist Ihnen schwergefallen, die negative Körperhaltung mit einem positiven Gedanken beizubehalten.

POSITIVE KÖRPERHALTUNG

Versuchen Sie nun die gegenteilige Haltung:

1. Setzen Sie sich aufrecht an die vordere Kante des Stuhls, öffnen Sie Ihre Schultern und ziehen Sie sie leicht nach hinten und unten. Richten Sie Ihren Kopf auf und bringen Sie ihn so weit nach hinten, dass die Muskelspannung im Nacken minimal ist. Sitzen Sie direkt auf den Sitzbeinknochen.
2. Schauen Sie gerade nach vorn oder sogar etwas nach oben. Ziehen Sie die Mundwinkel zu einem breiten Lächeln hoch und atmen Sie tief ein und aus.

3. In dieser Haltung bleiben Sie ebenfalls rund zwei Minuten.
4. Versuchen Sie anschließend, an etwas Trauriges zu denken und traurig zu sein – natürlich ohne Ihre Körperhaltung zu verändern!

Wie ist es Ihnen dieses Mal ergangen? Wahrscheinlich fiel es Ihnen schwer, traurig zu bleiben, ohne die Haltung zu verändern.

Wie Sie sehen können, wird Ihre innere Haltung durch die Veränderung der äußeren Haltung sehr stark beeinflusst. Aus diesem Grund ist es wichtig, dass Sie Ihren Körper wenigstens ein paar Mal am Tag in eine aufrechte Haltung bringen. Das bewirkt eine Hormonausschüttung (unter anderem von Dopamin, Serotonin und Endorphinen) und Sie werden in der Folge mehr Freude und Energie haben.

Natürlich ist es nicht damit getan, die Körperhaltung nur von Zeit zu Zeit zu verändern. Es geht vielmehr um eine dauerhafte Veränderung der Haltung. Doch dazu muss eine Umkonditionierung stattfinden, denn die individuelle Körperhaltung ist eine Gewohnheit. Negative Gewohnheiten abzulegen und positive aufzubauen, ist eine große Herausforderung. Doch es lohnt sich, denn wenn Sie es geschafft haben, garantiere ich Ihnen, dass Sie sich völlig anders fühlen werden: gesünder, vitaler und frischer. Sie können dann wieder die Leichtigkeit des Seins genießen.

EIN SNACK FÜRS WOHLBEFINDEN

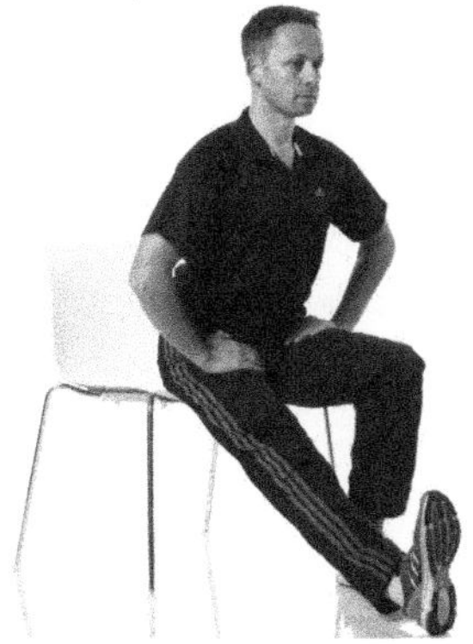

Dehnung der Oberschenkelrückseite

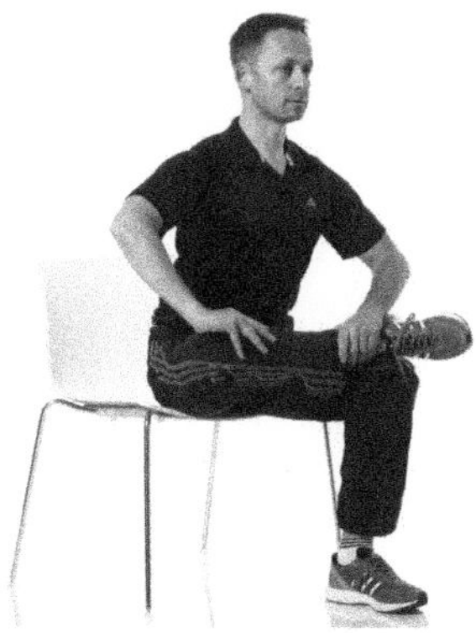

Dehnung der Gesäßmuskulatur

Ab Seite 174 spreche ich noch genauer über das Ablegen negativer und das Aufbauen positiver Gewohnheiten und Wege für eine erfolgreiche Umkonditionierung. Hier möchte ich Ihnen nun eine Übung mit auf den Weg geben, die ihre Wirkung nicht verfehlen wird, wenn

Sie sie täglich ausführen. Sie werden sich definitiv besser fühlen, wenn Sie diese Übung regelmäßig in Ihren Alltag einbauen. Es ist sozusagen eine Zwischenmahlzeit für Ihr Wohlbefinden.

Unterbrechen Sie kurz Ihre Arbeit (idealerweise mindestens alle zwei Stunden) und führen Sie die folgende Übung aus. Sollten Ihre Kollegen Sie etwas verwundert ansehen, fordern Sie sie entweder auf mitzumachen oder ziehen Sie sich an einen Ort zurück, an dem Sie ungestört sind.

1. Setzen Sie sich aufrecht an die Stuhlkante und lassen Sie Ihre Schultern locker und entspannt nach hinten unten wandern.
2. Machen Sie die dreidimensionale Verschraubung im Sitzen, wie auf Seite 112 beschrieben.
3. Führen Sie Dehnübungen für die Oberschenkelrückseite und das Gesäß aus.
4. Vor allem wenn Sie einer sitzenden oder einseitigen Tätigkeit nachgehen: Strecken und Recken Sie sich wie am Morgen, wenn Sie aus dem Bett steigen, oder wie eine Katze.
5. Gähnen Sie tief.

Diese Übungen aktivieren Ihre Muskeln und Ihre Wirbelsäule, versorgt alle Zellen mit mehr Sauerstoff und hilft, Spannungen in der Muskulatur zu lösen. Atmen Sie ein paar Mal tief ein und aus und/oder machen Sie die Atemübung von Seite 154.

Variation - eine Grundvoraussetzung für Stabilität

Unser Körper und unser Geist brauchen zwar Wiederholungen, um Gelerntes zu festigen, doch irgendwann auch Variationen des Gelernten und Wiederholten, um sich weiterentwickeln zu können. Man kann das sehr gut bei Kleinkindern beobachten, wenn sie ihre ersten Gehversuche starten oder einen anderen neuen Bewegungsablauf erlernen. Sie versuchen es Hunderte, vielleicht Tausende Male in den verschiedensten Variationen. Dadurch werden immer wieder neue Nervenverbindungen aktiviert und der Körper lernt, was funktioniert und was nicht. So erhält das Gehirn eine große Anzahl an Bewegungsinformationen in den unterschiedlichsten Variationen. Aus diesen Variationen kann es dann die beste Zusammensetzung herausfiltern und dem Kind das Gehen ermöglichen. Nachdem die ersten Schritte erfolgreich absolviert wurden, heißt es, das neu Erlernte durch stetiges Üben zu festigen. Sobald das normale Gehen einigermaßen klappt, kommt die nächste Variation, zum Beispiel das Hüpfen, hinzu.

Unser Gehirn ist, wie die Gehirnforscher es bezeichnen, neuroplastisch.[11] Das bedeutet, dass es sich durch neue Reize (Variationen) neuen Herausforderungen anpassen und sogar verloren gegangene Funktionen ersetzen kann. Mit jeder Variation erfahren wir etwas Neues. Unser Gehirn sammelt so Erfahrungen, aufgrund derer es in wichtigen Situationen die augenblicklich beste Auswahl an Bewegungen treffen kann. Wir können allerdings nur mit einer Bewegung oder einer Kombination aus Bewegungen reagieren, die wir zuvor erfahren haben. Das bedeutet: Je größer das erlernte Spektrum ist, desto mehr Auswahlmöglichkeiten hat unser Gehirn und desto besser kann es auf Herausforderungen reagieren und Lösungen finden.

Sie kennen vielleicht den Spruch: »Wenn das einzige Werkzeug, das man besitzt, ein Hammer ist, so wird jedes Problem zum Nagel.« Das soll heißen, dass man mit einem einzigen Werkzeug nicht jeder Situation entsprechend handeln kann. Verfügt man hingegen über viele Werkzeuge, kann man sein Handeln verfeinern und das Ergebnis wird entsprechend besser ausfallen. Auf den Körper übertragen bedeutet dies: Je mehr Bewegungserfahrungen (also Variationen von Bewegungen) Sie Ihrem Körper bieten, desto mehr Stabilität wird er Ihnen im Gegenzug bieten können.

Eine Bewegungsgeschichte

Herr P., 45 Jahre alt, sitzt in der Arbeit den ganzen Tag am Schreibtisch und bewegt sich dort seit Jahren immer nach dem gleichen Schema. Sein »Sport« besteht einzig und allein darin, frischen Kaffee zum Schreibtisch zu holen und die Treppen zu seiner Wohnung im zweiten Stock zu bewältigen. In der Freizeit liest er gerne, geht ins Kino oder ins Theater und sieht sehr gerne fern. Er lebt ganz nach dem Prinzip »No Sports«.

An einem Freitagnachmittag geht Herr P. mit seiner Frau am Waldrand spazieren. Die beiden sind in ein intensives Gespräch vertieft und Herr P. bemerkt nicht, dass er auf einen großen losen Ast tritt. Er stolpert und fällt wie ein Stein zu Boden, ohne sich abfangen zu können. Das Ergebnis: eine gebrochene Schulter, Abschürfungen an den Armen und Beinen sowie eine Gehirnerschütterung.

Herr L. ist ebenfalls 45 Jahre alt, arbeitet beim gleichen Unternehmen und geht derselben Tätigkeit nach wie Herr P. Der Unterschied ist jedoch, dass Herr L. seine Körperhaltung immer wieder verändert: Zwischendurch telefoniert er im Stehen, macht immer wieder kurze, bewegte Pausen, und auch in seiner Freizeit betreibt er unterschiedliche Sportarten: Laufen, Tai-Chi, Schwimmen, Skifahren und Langlaufen. Auch er geht sehr gerne mit seiner Frau am Waldrand spazieren und ist dabei meist in intensive Gespräche vertieft. Herr L. stolpert ebenfalls über einen großen losen Ast, den er schlichtweg übersehen hat. Aber er fängt sich durch eine Ausgleichsbewegung der Arme und eine Verschraubung der Wirbelsäule ab und landet wieder auf den Beinen. Warum? Sein Körper hat wesentlich mehr und unterschiedlichste Bewegungen erfahren und erlernt und kann daher in dieser überraschenden Situation aus einem größeren Bewegungsrepertoire schöpfen. Die Reaktivität des Körpers ist sehr hoch und so kann er sehr schnell reagieren. Er wählt das aus, was im Moment des Stolperns am sinnvollsten ist, und kann so einen womöglich folgenschweren Sturz verhindern.

Der Körper des Arbeitskollegen P. hat dagegen viel weniger Bewegungserfahrung und deshalb nur ein kleines Bewegungsspektrum in einer solchen Notsituation zur Auswahl. Außerdem ist die Reaktivität seiner Muskeln aufgrund mangelnder variantenreicher Reize herabgesetzt.

Das bedeutet: Je mehr Mobilität wir haben, je mehr unterschiedliche Bewegungserfahrungen wir im Laufe des Lebens sammeln, desto mehr Sicherheit und somit Stabilität erreichen wir. Aus diesem Grund sollten Sie beim Sport unterschiedliche Bewegungseinheiten absolvieren. Wenn beispielsweise Laufen Ihre einzige Sportart ist, sollten Sie dennoch zwischendurch Ihre Koordination trainieren und andere Trainingsreize setzen, indem Sie Bewegungen machen, die primär mit dem Laufen gar nichts zu tun haben. Es wäre gut, ab und an etwas völlig Neues zu versuchen, zum Beispiel eine ganz neue Sportart. So sammelt Ihr Körper Erfahrungen in verschiedensten Bewegungsdimensionen und erhöht seine Reaktivität und Mobilität.

Gleichgewicht trainieren

Eine der häufigsten Ursachen für Stürze ist der schleichende Verlust des Gleichgewichts, der ebenfalls mit Variationsmangel zu tun hat. Da sich ältere Menschen weniger bewegen, fehlt es einerseits an Muskeltraining, andererseits aber auch an unterschiedlichen Bewegungserfahrungen. Dadurch verliert der Körper an Mobilität und in weiterer Folge büßt er Stabilität ein. Der Gang wird zunehmend unsicher, weswegen diese Menschen aus Angst vor einem Sturz noch weniger gehen.

Häufig ändert sich auch die Körperhaltung: Der Oberkörper ist nach vorn geneigt und der Kopf ist nach vorn geschoben. Die gesamte Muskulatur kommt dadurch in eine dauerhafte Spannung, da die Körperlogik versucht, die wenigen Muskeln, die noch aktiv sind, so stark anzuspannen, dass sie die fehlende Muskelaktivität anderer ausgleichen. Der Körper wird in gewisser Weise starr, unbeweglich und dadurch eben anfällig für Stürze.

Wenn Sie an die äußere und innere Haltung zurückdenken (siehe Seite 156), werden Sie feststellen, dass es auch hier sehr häufig eine Korrelation zwischen den beiden Haltungen gibt. Dies ist ein Teufelskreis, den es zu vermeiden oder zu durchbrechen gilt. Denken Sie daran: Ihr Gleichgewicht müssen Sie ein Leben lang trainieren, Ihr Nervensystem braucht immer wieder Variationen.

Sie erreichen Stabilität durch Mobilität.

FLAMINGO-POSITION

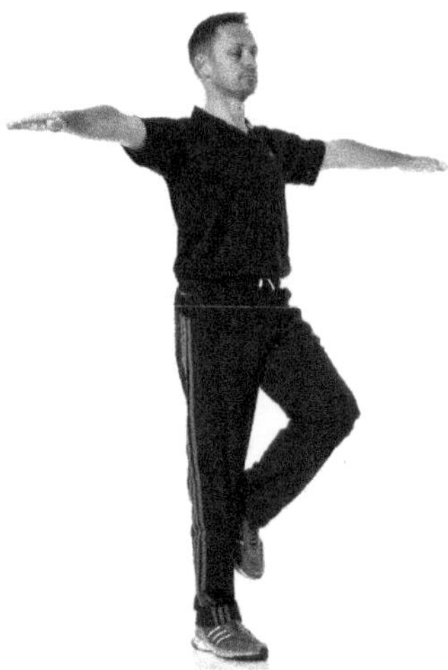

Vorbeugend können Sie Ihr Gleichgewicht trainieren, indem Sie die »Flamingo-Position« üben:

Sie stellen sich auf ein Bein, das andere heben Sie vom Boden hoch und legen es an das Standbein. Das Knie wird minimal gebeugt, die Augen werden geschlossen. Sie können die Arme zu Hilfe nehmen, indem Sie sie seitlich anheben. In dieser Stellung sollten Sie mindestens

20 Sekunden verweilen können, dann ist Ihr Gleichgewicht in einem guten Zustand.

Versuchen Sie es anschließend gleich auf der anderen Seite. Es gibt bei den meisten Menschen eine Seite, die viel besser koordiniert und dadurch stabiler ist. Trainieren Sie immer beide Seiten gleich oft.

Wenn das Stehen auf festem Untergrund für Sie keine Herausforderung mehr ist, können Sie die Übung steigern, indem Sie sich auf ein Kissen oder ein Balance Board stellen. Zu Beginn aber auf jeden Fall mit geöffneten Augen, um Stürze zu vermeiden!

Diese Übung ist zwar unspektakulär und für Sie eventuell gar nicht neu, doch in ihrer Wirkung ist sie umso bedeutender. Das Stabilisationstraining ist nicht nur für Ihr gesamtes Gleichgewicht, sondern auch für die Stabilität der Füße, der Knie und der Hüfte sehr wertvoll.

Ich möchte Ihnen noch ein kleines Experiment vorschlagen, das die Notwendigkeit von Bewegung und Variation verdeutlicht: Setzen Sie sich so bequem und entspannt hin, dass Sie in dieser Position verweilen können, ohne den Drang zu haben, sich bewegen zu müssen. Legen Sie eine Handfläche auf einen Oberschenkel und konzentrieren Sie sich darauf, dass Sie Ihre Hand kein bisschen bewegen.

Nach etwa ein bis zwei Minuten werden Sie wahrscheinlich merken, dass Sie nicht mehr feststellen können, wo die Grenze zwischen Ihrer Hand und Ihrem Oberschenkel ist. Es fühlt sich an, als ob alles eins wäre. Warum das so ist?

Wir können die Grenze zwischen Körperteilen aufgrund von Rezeptoren in der Haut, den Muskeln und den Gelenken erspüren. Solange Bewegung stattfindet, sind die Grenzen aufgrund der Stimulation der Rezeptoren klar definiert. Sobald aber keine Bewegung mehr stattfindet (sprich keine Variation in der Position), erhalten die

Rezeptoren keine Information beziehungsweise Stimulation. Somit findet kein Informationsfluss statt. Das bedeutet: Sobald Sie auch nur die kleinste Bewegung ausführen, spüren Sie sofort wieder die Grenze zwischen Ihrer Hand und Ihrem Oberschenkel.

Typgerechte Bewegung

Bewegung ist eine Lebensnotwendigkeit. Dass jede Zelle sich bewegt und Bewegung als Stimulation benötigt, um ihren Aufgaben optimal nachkommen zu können, haben Sie ja bereits gelesen. Ganz abgesehen davon, dass unser Herz-Kreislauf-System, unsere Atmung, das Lymphsystem und viele andere Systeme im Körper sowie Organe ebenfalls Bewegung brauchen.

Daher ist es von großer Bedeutung, dass jeder von uns eine Sportart oder eine Bewegungsform findet, die ihm entspricht und Freude macht. Sollten Sie bereits freudvoll Sport betreiben, dann können Sie die folgenden Ausführungen getrost überspringen, denn sie sind in erster Linie für Menschen gedacht, die noch nicht die richtige Bewegungsart für sich gefunden haben.

Am Anfang der Suche nach der richtigen Bewegungsart steht eine Frage: Welcher Bewegungstyp sind Sie?

Oft begegnen mir Menschen, die keine Motivation für Sport und Bewegung aufbringen können. Ich vermute, sie haben noch keine Sportart gefunden, die ihrem Typ entspricht. Aus diesem Grund habe ich mir Gedanken gemacht, nach welchen Kriterien man eine individuell passende sportliche Betätigung finden könnte, und bin zu folgenden Bewegungstypen gekommen:

Es gibt zwei Grundtypen:

- Gruppentyp (treibt gern in einer Gruppe Sport, z. B. beim Fußball oder im Yogakurs)

- Einzelkämpfer (hat lieber seine Ruhe beim Sport, z. B. beim Laufen)

Dann kann man unterscheiden zwischen:

- Spiel- beziehungsweise Wettkampftyp (z. B. Fußball, Tennis)
- »Spaß-an-der-Bewegung«-Typ (z. B. Yoga, Pilates, Gyrokinesis)

Des Weiteren kann man unterscheiden zwischen:

- Outdoor-Typ (z. B. Fußball, Golf, Tennis)
- Indoor-Typ (z. B. Basketball, Badminton, Squash, Pilates, Yoga)

Und zu guter Letzt kann man noch unterscheiden zwischen:

- Ausdauertyp (z. B. Laufen, Radfahren, Inlineskaten)
- Krafttyp (z. B. Fitnesstraining, Gewichtheben)
- Koordinationstyp (z. B. Tanzen, Freerunning)
- Schnelligkeitstyp (z. B. Squash)

Wie Sie sehen, habe ich eine ganze Reihe unterschiedlicher Bewegungstypen identifiziert. Ich denke, dass Sie sich in einer der Kategorien wiederfinden können. Wo sehen Sie sich? Kreuzen Sie den jeweiligen Typ an, dem Sie sich zugehörig fühlen, und schauen Sie, welche Kombination dabei herauskommt. Sollten Sie trotz dieser Einteilung Schwierigkeiten haben, Ihren Bewegungstyp festzustellen, dann hilft Ihnen vielleicht die Erinnerung an Ihre Kindheit. Welche Spiele haben Ihnen damals Spaß gemacht? Was fanden Sie spannend?

Ich selbst komme zu folgendem Ergebnis:

- Gruppentyp
- »Spaß-an-der–Bewegung«-Typ und auch Spieltyp

- Indoor-Typ
- Koordinationstyp

Ich bin demnach ein Bewegungstyp, der entweder eine Form des Spiels braucht oder in einer Gruppe trainiert. Ich liebe Sportarten wie Badminton, Volleyball, Hockey, und auf der anderen Seite mache ich sehr gerne Crawling Fitness. Aufgrund des Tanzes bin ich an eine bestimmte Art und Weise des Trainings gewohnt, in der man ganzkörperliche und koordinativ anspruchsvolle Bewegungen ausführt. Ich bin jemand, der verschiedene Dinge tun muss, um glücklich zu sein, auch beruflich. Deshalb brauche ich Bewegungsformen, die verschiedene Dimensionen von Bewegung beinhalten. Aus diesem Grund ist Crawling Fitness eine ideale Trainingsform für mich.

Da ich weiß, dass Ausdauertraining von großer Bedeutung ist und der Körper Variation braucht, habe ich nach einem passenden zusätzlichen Training für mich gesucht. Ausdauertraining ist die Basis für einen verletzungsfreien Bewegungsapparat. Laufen war für mich keine Lösung, da ich dabei nicht wirklich Spaß hatte und es für mich nur eine Pflicht war. Als ich vor einigen Jahren auf Breathwalk stieß, war ich sofort begeistert. Das ist eine Form des raschen Spazierengehens in der Natur – ohne Stöcke –, kombiniert mit speziellen sogenannten Fingermodi, entstanden aus den indischen »Mudras«, einer spezifischen Atmung und dem inneren Wiederholen von klangvollen Silben. Man nennt es auch »Yoga im Gehen«. Ich bin aus mehreren Gründen begeistert, vor allem aber weil es ein Ausdauertraining ist, das zugleich Körper und Geist aktiviert sowie das gesamte Körpersystem erfrischt. Ich kann dabei herrlich mental entspannen und trainiere gleichzeitig meine Ausdauer.

Nachdem Sie eine Bewegungsform oder Sportart gefunden haben, die Sie anspricht, ist Regelmäßigkeit von großer Bedeutung. Darum ist auch das folgende Kapitel für Sie wichtig, da es hier um das Etablieren gesundheitsfördernder Gewohnheiten geht.

4.

GESUNDHEIT IST EINE ENTSCHEIDUNG

Finden Sie, was Sie lieben, und machen Sie es zu Ihrer Gewohnheit

Nachdem Sie in den vorangegangenen Kapiteln viele neue Informationen über Zusammenhänge in Ihrem Körpersystem sowie über Ihre Gesundheit stärkende oder schwächende Verhaltensweisen bekommen haben, ist der nächste logische Schritt nun, dass Sie sich aktiv um Ihre Gesundheit kümmern.

Gewohnheiten sind an und für sich eine äußerst sinnvolle Einrichtung unseres Gehirns. Mit ihrer Hilfe erledigen wir Dinge rascher, da wir dank eingespeicherter Handlungsmuster nicht mehr so viel Konzentration aufbringen müssen, um sie zu erledigen. Sie laufen sozusagen automatisch ab.

Wenn Sie Ihren Tagesablauf im Hinblick darauf betrachten, wie viele Ihrer tagtäglichen Handlungen »nur« aus reiner Gewohnheit geschehen, werden Sie feststellen, dass es ein recht großer Teil ist: Das tägliche Frühstück, der Kaffee am Vormittag, das Mittagessen in der Kantine, die Entspannungszigarette oder »schnell ein Brötchen beim Bäcker um die Ecke holen«, am Abend, sobald Sie nach Hause kommen, etwas essen und dann vor dem Fernseher dahindösen, bevor es ins Bett geht.

Gewohnheiten steuern unser Wohlbefinden – häufig unbewusst, aber dennoch machtvoll. Diese »Fernsteuerung« unserer Handlungen ist auch der Grund dafür, dass wir in Bezug auf Gesundheit oder Erfolg dort stehen, wo wir gerade stehen. Also, übernehmen Sie das Steuer und geben Sie Ihrem Leben die Richtung, für die Sie sich entschieden haben: hin zu mehr Gesundheit und mehr Wohlbefinden. Dazu zählen unter anderem Gewohnheiten wie das tägliche Glas Wasser am Morgen, das tägliche Laufen, oder die regelmäßige Yogastunde. Wenn Sie solche gesundheitsfördernden Routinen bereits etabliert haben: Gratulation!

Entstehung und Wirkung von Gewohnheiten

Handlungen werden dann zu einer Angewohnheit, wenn sie immer und immer wieder im selben Kontext zum selben Zeitpunkt über einen Zeitraum von mindestens sechs Wochen ausgeführt werden – das hat die moderne Gehirnforschung festgestellt.

Um Gewohnheiten in ihrer Entstehung und Wirkung besser verstehen zu können, möchte ich noch einmal auf das Stadium eines Neugeborenen zurückblicken: Als Sie geboren wurden, wurden Ihre Handlungen größtenteils von Reflexen gesteuert, aber auch durch das, was Sie bereits erlernt hatten. Wenn Sie weinten, wurden Sie auf den Arm genommen und vielleicht getragen, geschaukelt, gefüttert. Ihre Eltern haben auf Ihr Handeln hin reagiert. So haben Sie gelernt, mit bestimmten Aktionen etwas zu bekommen, was Sie haben oder erreichen wollten – Sie entwickelten erfolgreiche Strategien.

Etwas später hatten Sie bereits ein Repertoire an Strategien, mithilfe derer Sie Ihre Bedürfnisse stillen konnten. Je öfter dies klappte, umso mehr benutzten Sie diese Strategien, um erfolgreich zu sein. Funktionierte irgendetwas nicht so wie gewünscht, versuchten Sie eine neue Strategie, bis Sie wieder etwas gefunden hatten, was zum Ziel führte. Und diese Strategie verfolgten Sie wiederum, solange sie erfolgreich war.

Aber es ging ja nicht immer nur darum, etwas zu erlangen, was Ihnen Freude bereitete. Sie hatten auch Strategien, um etwas zu vermeiden, was Ihnen in irgendeiner Art und Weise Schmerz bereitete, wie etwa ein Streit oder Ähnliches. Wenn dies einmal geklappt hatte, setzten Sie diese Strategie immer wieder in vergleichbaren Situationen ein. Durch den wiederholten Einsatz entwickelten sich die Strategien mit der Zeit zu Gewohnheiten, derer Sie sich im Laufe Ihres Heranwachsens zum Teil nicht mehr bewusst waren. Sie wurden sozusagen zu mentalen »Gewohnheits-U-Booten«, die Sie zwar teilweise schützten, teilweise aber auch sabotierten – und dies eventuell sogar heute noch tun.

Welche Gewohnheiten sabotieren Sie? Das können Handlungen sein, die automatisch ablaufen, aber auch Gedanken, die sich immer und immer wieder im Kopf drehen und wiederholt werden. Eine leise, aber penetrante Stimme im Gehirn lässt Sie ständig die gleichen Sätze wiederholen. Solche Wiederholungen werden für Ihr Gehirn zu einem Gebot. Das bedeutet, Ihr Gehirn nimmt es für real und erstrebenswert an, das Gedachte umzusetzen beziehungsweise zu erreichen. Wenn Sie sich also ständig in Gedanken sagen: »Ich will Schokolade«, dann wird Ihr Gehirn alles tun, damit Sie Schokolade bekommen. Und es wird immer einen Weg finden.

Wussten Sie, dass Sie täglich 50 000 bis 60 000 Gedanken denken, von denen nur rund zehn Prozent positiv beziehungsweise förderlich sind? Schon aus diesem Grund wird klar, dass wir uns unserer Gedanken bewusster sein sollten, denn nur dann können wir gegensteuern. Wenn Sie es schaffen, Ihre innere Stimme und Ihre Gewohnheiten in eine positive Richtung zu lenken, haben Sie die Möglichkeit, das zu erreichen, was Sie sich wünschen. Aber das bedeutet auch, Verantwortung zu übernehmen. Verantwortung für alles, was Sie tun. Es gibt keine Ausreden mehr. Das ist zwar nicht immer einfach, aber äußerst befreiend und befriedigend, wenn man es schafft!

REZEPT FÜR GEWOHNHEITEN

Man nehme

- exakt die gleiche Handlung,
- immer im selben Kontext,
- immer zum selben Zeitpunkt,
- mindestens sechs Wochen lang.

Ich finde, sechs Wochen sind ein überschaubarer Zeitraum, um sich eine gute Gewohnheit anzueignen. Es sind allerdings auch ziemlich wenige Wochen, um eine schlechte Angewohnheit zu festigen.

Deshalb gilt es zuerst einmal herauszufinden, welche Ihrer Angewohnheiten sinnvoll und welche störend oder sogar gesundheitsschädlich sind. Nehmen Sie sich einen Zettel und schreiben Sie in einer Spalte die Angewohnheiten auf, die Sie als gut für Ihre Gesundheit empfinden, in der anderen Spalte die, die sich schlecht auf Ihre Gesundheit auswirken. Prüfen Sie dann die Aufstellung der schlechten Gewohnheiten und wählen Sie die aus, die Sie Ihrem Empfinden nach am dringendsten ändern müssen.

Genauso prüfen Sie anschließend die Aufstellung Ihrer guten Gewohnheiten – und ergänzen sie gegebenenfalls durch gesundheitsfördernde Verhaltensweisen, die Sie neu erlernen möchten (z. B. einen frisch gepressten Obstsaft statt eines Kaffees zu trinken). Suchen Sie dann auch hier die für Sie wichtigste heraus, die Sie, sofern sie bereits besteht, stärken oder, sofern sie noch nicht besteht, zu einer neuen Gewohnheit machen möchten.

Neue Gewohnheiten etablieren

Wenn Sie zum Beispiel als neue gesundheitsfördernde Gewohnheit lernen möchten, Ihren Körper täglich mit ausreichend Wasser zu versorgen, gehen Sie wie folgt vor:

1. Erstellen Sie eine Liste Ihrer täglichen Aktivitäten.
2. Notieren Sie, wann Ihr Tag beginnt und endet.
3. Errechnen Sie Ihren täglichen Wasserbedarf (siehe Seite 72).
4. Teilen Sie die ermittelte Wassermenge in Einheiten von 250 Millilitern auf.
5. Notieren Sie sich zu jeder Wassereinheit eine genaue Uhrzeit, zu der Sie sie trinken werden.

6. Stellen Sie sich einen Alarm für die entsprechende Uhrzeit oder nutzen Sie einen Kalender, um sich rechtzeitig eine Erinnerung schicken zu lassen.
7. Lassen Sie keine Ausnahmen zu! Wenn das Signal kommt, trinken Sie Ihre »Portion Wasser«.
8. Wiederholen Sie diesen Trinkrhythmus täglich über einen Zeitraum von mindestens sechs Wochen.

Sie werden staunen, wie durstig Sie sind, wenn Sie Ihrem Körper genügend Wasser geben.

Alte Gewohnheiten löschen

Die größere Herausforderung stellt das Eliminieren einer lang gehegten, schlechten Angewohnheit dar. Denn das erfordert etwas mehr Arbeit, aber dafür ist das Erfolgsgefühl umso größer, wenn man es geschafft hat! Gehen Sie wie folgt vor:

1. Finden Sie den Grund für Ihre schlechte Angewohnheit heraus: Welches Grundbedürfnis wird dadurch gestillt? Ist es das Zurückziehen, das Abschalten, das Kurz-nur-für-sich-Sein? Ist es eine Belohnung für Geleistetes? Nehmen wir zum Beispiel den Wunsch nach einer Pause, die man mit einer Zigarette begeht. Oder den Drang, sich selbst zu belohnen: »Nach getaner Arbeit habe ich mir Schokolade/Kaffee/ein Bonbon ... verdient.« Dies sind zwei klassische Bedürfnisse, die häufig eine schlechte Gewohnheit verursachen.
2. Identifizieren Sie den Kontext und die Zeit der Gewohnheit, beispielsweise am Ende einer bestimmten Tätigkeit oder zu einer bestimmten Tageszeit oder immer wenn Sie müde werden. Überlegen Sie, wann und unter welchen Umständen Sie Ihrer schlechten Gewohnheit nachgeben.

3. Suchen Sie nun nach einem gesunden Ersatz für die schlechte Angewohnheit. Ein Ersatz kann zum Beispiel sein, dass Sie, anstatt eine Zigarette zu rauchen, zu einem Kollegen gehen und gemütlich plaudern oder ein großes Glas Wasser trinken und sich dabei dehnen und strecken. Oder Sie können statt des Schokoriegels täglich eine neue exotische Frucht als besondere Belohnung essen.
4. Ersetzen Sie die alte Gewohnheit ab sofort durch die neue, gesunde Alternative. Wenn Sie zum Beispiel immer um elf Uhr ein »Energietief« haben und zu Schokolade greifen, nehmen Sie ab jetzt zu diesem Zeitpunkt einfach eine süße Frucht und genießen Sie diese in vollen Zügen.
5. Üben Sie Ihre neue Gewohnheit mindestens sechs Wochen lang.
6. So können Sie Schritt für Schritt Ihre schlechten Angewohnheiten durch neue, gesündere ersetzen. Probieren Sie es aus – es lohnt sich!

Pause machen, aber richtig!

Wenn Sie der Generation 40+ angehören, so wie ich, kennen Sie vielleicht noch die Fernsehwerbung aus den 1980er Jahren für den Schokoladenriegel KitKat. Der Slogan lautete: »Have a break – have a KitKat.« Damit bringt er genau auf den Punkt, wie wir heute – mehr denn je – unsere Pausen missverstehen, ja sogar missbrauchen, nämlich als Zerstreuung und nicht als Pause.

Eine Pause ist eine Pause ist eine Pause

Eine Pause sollte eine Unterbrechung einer Tätigkeit sein, mit dem Zweck der Erholung. In dieser Zeit sollten Sie Kraft schöpfen und Ihrem Körper und Geist die Möglichkeit bieten, sich zu regenerieren. Hand aufs Herz: Wie oft machen Sie wirklich eine solche Pause?

Sehr viele Menschen können gar nicht mehr richtig Pause machen, loslassen und sich entspannen. Sie lenken sich nur ab oder zerstreuen sich. Permanente Tätigkeit im Geist, aber auch im Körper ist gang und gäbe. Ich erlebe beispielsweise sehr viele Patienten, die während der Therapie ständig die Finger oder die Zehen bewegen, sobald sie eigentlich still liegen sollten. Absolute Ruhe sorgt bei diesen Menschen für Unwohlsein und Stress. Das sind nach meiner Erfahrung jene Menschen, die immer wieder mit verschiedenen Beschwerden in die Praxis kommen und deren wahres Problem ein »Zuviel« von vielem ist. Körper und Geist brauchen dringend Auszeiten, in denen sie sich erholen können. Permanente Bewegung im Körper sowie im Geist belastet den gesamten Organismus und bringt ihn schneller an die Kompensationsgrenze.

Eine echte Pause ist eine Pause für Körper und Geist.

Berieseln lassen hilft nicht

Für viele Menschen bedeutet eine Pause, den Fernsehapparat einzuschalten und mitunter stundenlang von einem zum anderen Kanal zu zappen. Das Argument ist meistens, dass man sich berieseln lassen kann, ohne denken zu müssen – also wie Kaugummikauen für das Gehirn. Doch Fernsehen ist keine Pause, sondern nur eine Ablenkung, und bringt für Körper und Geist sehr viel Aktivität mit sich. Das menschliche Gehirn weist übrigens deutlich mehr Aktivität beim Betrachten eines Krimis auf als bei einer intensiven Diskussion. Fernsehen wird in der Gehirnaktivität deutlich unterschätzt!

Beim Fernsehen laufen das Bild und der Ton nicht zu 100 Prozent synchron. Das bedeutet, dass das Gehirn mehr Aktivität aufbringen muss, da dieser Umstand physiologisch nicht normal ist. Außerdem prasselt aufgrund der schnellen Schnitte eine unnatürlich große Anzahl von Informationen auf das Gehirn ein, was ebenso wenig entspannend ist. Gerade action- und gewaltgeladene Filme wühlen das Unterbewusstsein auf und verlangen wiederum mehr Aktivität vom Gehirn. Das Gehirn arbeitet somit permanent und das kreiert Stress, der sich im Körper als vermehrte Muskelspannung manifestiert. Erschwerend kommt häufig hinzu, dass während des Fernsehens ungesunde Snacks oder dergleichen genascht werden, obwohl man gar keinen Hunger hat.

Fernsehen ist demnach in der Regel keine wirkliche Erholung für den menschlichen Organismus. Das ist auch ein Grund, warum so viele Menschen beim Fernsehen schnell müde werden: Ihr Organismus ist so überlastet, dass er schnell erschöpft ist und sich schließlich selbst seine Pause holt – im Schlaf.

Sinnvolle Pause zwischendurch

Eine Pause, aus der Sie wirklich Kraft schöpfen können, ist frei von störenden Einflüssen von außen. Das bedeutet: kein Telefon, keine E-Mails, kein Computer, kein Fernsehen et cetera. Gönnen Sie sich den Luxus des »Nichts« für eine kurze Zeit am Tag. Im Nichtstun ohne Einflüsse von außen können sich Körper und Geist regenerieren. Ihre Zellen werden es Ihnen danken, und Sie werden sich danach frischer fühlen und konzentrierter arbeiten können.

Eine echte Pause zwischendurch kann in etwa so aussehen:

- Schalten Sie alles Störende um sich herum ab oder begeben Sie sich an einen Ort, an dem keine Störungen zu erwarten sind.
- Öffnen Sie das Fenster, sofern dies möglich und sinnvoll ist. Wenn das Fenster zu einer Hauptverkehrsstraße hin öffnet, bringt das natürlich herzlich wenig.

- Haben Sie die Möglichkeit, in die Natur zu blicken, dann tun Sie das – jedoch ohne spezielle Absicht, etwas Bestimmtes genau zu beobachten. Die Natur mit ihren vielen Abstufungen der Farbe Grün lässt unseren Geist schneller entspannen.
- Setzen Sie sich entspannt hin, atmen Sie tief ein und aus.
- Entspannen Sie Ihre Augen und Ihre Schultern und versuchen Sie, eine aktive Entspannung zu erleben. Das erscheint Ihnen vielleicht als Widerspruch: aktiv in Verbindung mit Entspannung. Ich meine damit, dass Sie die Entspannung aktiv erleben und sich nicht der totalen Passivität hingeben und dadurch müde werden und womöglich einschlafen. Entspannung sollte erlebbar sein und Kraft geben. Sollten Gedanken aus der Arbeit oder private Probleme auftauchen, lassen Sie sie vorbeiziehen und richten Sie Ihre Aufmerksamkeit wieder auf Ihre Entspannung.

Cool-down

So wie man nach der Ausübung eines Sports ein sogenanntes Cool-down machen sollte, damit der Körper wieder langsam an den Normalzustand herangebracht wird, so sollte auch Ihr ganzer Organismus am Ende des Tages die Möglichkeit bekommen, sich zu entspannen und langsam auf »Normalzustand« herunterzuschalten. Ein Spaziergang in der Natur ist sicher eine optimale Form des Cool-down. Aber auch das ruhige Genießen eines Abendessens ohne zusätzliche störende Einflüsse wie Fernsehen, Radio oder Computer kann als Cool-down angesehen werden.

In der letzten Zeit hört und liest man immer häufiger von einer neuen »Krankheitsbezeichnung«, der sogenannten Medienabhängigkeit. Sie ist ein psychischer Zustand, in dem an ihr erkrankte Menschen ständig ihre E-Mails, SMS und andere Nachrichten abrufen und in kurzen Abständen zum Computer gehen, obwohl es eigentlich gar keine Arbeit zu verrichten gibt. Die Betroffenen schalten gleich nach dem Aufwachen den Computer ein, checken ihre E-Mails und haben ständig ihr Handy eingeschaltet, um ja nichts zu verpassen. Es ist ein Suchtverhalten des Gehirns nach ständig neuem Input, Nachrichten und Informationen. Das ist jedoch leider häufig eine Vorstufe des Burn-out-Syndroms und zeigt, dass diese Menschen keine echten Pausen mehr erleben oder genießen können. Dieser Dauerstress überfordert den Organismus.

Kreative Langeweile

Natürlich nutze ich ebenfalls die heutigen Technologien und sozialen Medien, und auch ich muss mich immer wieder daran erinnern, dass ich nicht immer alles sofort wissen muss. Noch dazu ist die Qualität vieler Informationen eher dürftig. Wie viel von dem, was Sie lesen, ist wirklich hochqualitativ und wie viel ist eigentlich zu vernachlässigender »Mist«?

Um meinem Gehirn und meinem Organismus echte Pausen zu verschaffen, zwinge ich mich täglich zur Langeweile. Ich tue das bewusst zu Hause oder wenn ich irgendwo warten muss. Überlegen Sie einmal: Wo es wartende Menschen gibt, sieht man heutzutage doch kaum noch jemanden, der einfach nur wartet. Nach kürzester Zeit wird das Smartphone gezückt. Nur keine Langeweile aufkommen lassen!

Ich habe das Gefühl, dass Langeweile tatsächlich verlernt wurde, dass es als unangenehm empfunden wird, nichts zu tun zu haben – das ist doch völlig absurd! Wir ertragen offensichtlich keine Ruhepausen mehr. Dabei ist ein geistiger Ruhezustand absolut notwendig, um Erlebtes zu verarbeiten und etwas Neues, Kreatives entstehen zu lassen. Was ich damit sagen möchte: Gönnen Sie sich den Luxus von Langeweile. Sie ist die Basis für Kreativität und bietet Ruhe, um über Lösungen nachzudenken.

Qualitätspause

Bei einer wirkungsvollen Pause geht es nicht um die Dauer, sondern um die Qualität. Eine qualitativ hochwertige Pause sollte Ihnen die Möglichkeit bieten, nur auf sich selbst zu hören und zu erkennen, was Sie in diesem Moment am dringendsten brauchen. Einmal am Tag sollten Sie sich, Ihrem Körper und Ihrem Geist eine Qualitätspause gönnen.

- Begeben Sie sich in eine Umgebung, die Sie entspannen lässt, in der Sie sich wohlfühlen und in der Sie frei von äußeren Störfaktoren sind, ähnlich wie bei der aktiven Pause.
- Nehmen Sie eine entspannte Position ein, in der Sie mehrere Minuten verweilen können, und schließen Sie die Augen.
- In dieser Zeit versuchen Sie, Ihre Alltagsgedanken hinter sich zu lassen und den Raum für andere Gedanken freizugeben. Versuchen Sie, Ihre Gedanken nicht zu beurteilen, sondern nehmen Sie sie einfach wahr, lassen Sie sie kommen und gehen.

Was Sie mit dieser Qualitätspause tun, ist nichts anderes als eine simple Form der Meditation.

Sie werden sehen, dass Sie sich während einer Qualitätspause sehr gut regenerieren können, da Körper und Geist in eine angenehme Entspannung kommen. Ein großer Unterschied zur aktiven Pause ist, dass Sie hierbei die Augen schließen und dadurch Ihre Aufmerksamkeit nach innen gerichtet wird. Nicht selten fallen einem in einer solchen Qualitätspause plötzlich kreative Lösungen für Probleme ein. Anfangs kann diese Form der ruhigen Qualitätspause etwas schwierig sein, weil Ihr Geist die ganze Zeit aktiv sein möchte, da er es so gewohnt ist. Aber nach ein paar Tagen wird es Ihnen immer leichter fallen, und Sie werden sich Schritt für Schritt wohler dabei fühlen.

Ich persönlich mache abends vor dem Schlafengehen eine Meditation, die mir hilft, mich auf die wesentlichen Dinge zu konzentrieren und zu fokussieren. Somit sind meine letzten Gedanken, bevor ich einschlafe, etwas Positivem gewidmet. Dadurch erhält mein Gehirn einen positiven Input und kann diesen in der Regeneration nutzen.

Das GIEB-Prinzip

In den letzten Jahren, in denen ich mich sehr intensiv mit den mentalen Faktoren des Gesundheitserfolgs beschäftigt habe, bin ich zu folgender Gleichung gekommen: $\mathbf{G = I + E^3 + B}$

Keine Angst, dahinter steckt keine chemische oder physikalische Formel. Es sind nur die Anfangsbuchstaben der »Zutaten« für die Erzielung eines nachhaltigen Gesundheitserfolgs.

G steht für Ihre Gesundheit

Für die Gesundheit, die Sie erreichen oder behalten möchten.

I steht für Information

Man kann sich nur entscheiden, wenn man über relevante Informationen verfügt. Mein Ziel mit diesem Buch war und ist es, Sie mit wichtigen Informationen zu versorgen, sodass Sie über mehr Wissen und ein besseres Verständnis über Zusammenhänge in Ihrem Köper verfügen. Ich hoffe, dass Sie mittlerweile besser verstehen, wie genial Ihr Körper ist und dass es ganz leicht ist, ihm und somit auch sich selbst etwas Gutes zu tun.

E steht für drei wichtige Zutaten

Erkennen von Schwächen, Dysbalancen, Fehlverhalten et cetera

Der erste Schritt zur Erreichung Ihres Gesundheitserfolgs ist die Erkenntnis, was nicht so gut läuft. Schreiben Sie am besten alle verbesserungswürdigen Dinge nach deren Priorität geordnet auf.

Entscheiden, etwas zu verändern

Nehmen Sie die zwei wichtigsten Punkte heraus und entscheiden Sie sich, diese Punkte zu verändern.

Formulieren Sie anschließend konkrete Maßnahmen zur Umsetzung. Wenn es beispielsweise darum geht, mehr Wasser zu trinken, erstellen Sie einen Plan mit genauen Zeitangaben. Wenn es darum geht, überschüssiges Gewicht zu verlieren, erstellen Sie einen konkreten Fahrplan, wie Sie dies umsetzen werden.

Schreiben Sie die Maßnahmen so genau und detailliert wie möglich auf. Formulieren Sie zuerst das Ziel und dann die Maßnahmen. Vermeiden Sie dabei Formulierungen wie: »Ich möchte drei Kilo abnehmen.« Der Ausdruck »möchte« sagt Ihrem Gehirn nicht, dass darauf Taten folgen sollen. Eine Entscheidung mit einer schwammigen Formulierung ist vage, denn es ist unklar, wie und in welchem Zeitraum Sie Gewicht reduzieren möchten. Sie müssen Ihrem Gehirn stattdessen ganz klare Anweisungen geben. Hierbei ist es wichtig, dass Sie die Maßnahmen und den zeitlichen Rahmen klipp und klar festlegen.

Schreiben Sie sich die Maßnahmen in der Jetztzeit auf, nicht in der Zukunft. Ihr Gehirn wird einen Satz, dessen Verb in der Zukunftsform steht, wie etwa »Ich werde drei Kilo abnehmen« immer als zukünftig ansehen und ihn nicht als Maßnahme erkennen, die jetzt gesetzt werden muss.

BEISPIEL FÜR EINEN FESTEN ENTSCHLUSS

Ich verliere in den nächsten drei Wochen drei Kilogramm Körpergewicht. Das schaffe ich durch folgende Maßnahmen:

- Ich mache jeden Tag morgens die Atemübung von Seite 154.
- Ich esse nichts mehr ab 17:00 Uhr.
- Ich esse nur noch zweimal in der Woche Fleisch.
- Ich trinke jeden Tag drei Liter Wasser, indem ich eine Wasser-App nutze.
- Ich gehe jeden Tag zehn Minuten spazieren, sobald ich zu Hause angekommen bin.
- Ich gehe jeden Dienstag und Donnerstag um 18:00 Uhr zum Crawling-Fitness-Training.

Je konkreter Sie sind, desto leichter ist es, den Plan einzuhalten. Folgen Sie dabei diesen drei Fragen:

- Was genau wollen Sie verändern?
- Wie sieht jede Maßnahme ganz konkret aus?
- Was bringt diese Maßnahme an Gutem?

Schreiben Sie so viele positive Assoziationen wie möglich auf, die Sie mit der neuen Gewohnheit in Verbindung bringen.

Ersetzen von alten Gewohnheiten durch neue, gesündere Routinen

Nun geht es darum, die neue Gewohnheit anstatt der alten zu etablieren, wie auf Seite 178 beschrieben. Lassen Sie sofort eine Handlung folgen, nachdem Sie sich entschieden haben. Das heißt zum Beispiel: Trinken Sie sofort etwas Wasser und stellen Sie sich eine Karaffe mit Wasser hin. An eine Entscheidung muss sich umgehend eine konkrete Handlung anschließen, denn sonst bleibt alles in der

Planungsphase. Sie müssen auf der Stelle damit beginnen, eine alte, schlechte Gewohnheit durch eine neue, gute zu ersetzen.

Allzu oft erlebe ich Menschen, die die besten Pläne zur Veränderung einer Gewohnheit ausarbeiten, den Startpunkt jedoch ständig verschieben. Ein noch so guter Plan bleibt ein schlechter, wenn er nicht umgesetzt wird. Eine Entscheidung hat doppelt so viel Kraft, wenn man umgehend mit der Umsetzung beginnt. Außerdem hat man sofort einen kleinen Erfolg zu verbuchen, was das weitere Handeln erleichtert. Deshalb: Entscheiden Sie sich für zwei veränderungswürdige Dinge und beginnen Sie noch heute mit den ersten konkreten Maßnahmen der Veränderung.

Diese Vorgehensweise hat auf gehirnphysiologischer Ebene eine wichtige Funktion: Indem Sie sofort etwas Neues tun, setzen Sie sich ein Zeichen, dass es direkt losgeht und sie es auch wirklich ernst meinen. Sollten Sie in der Vergangenheit schon ein paar Mal Dinge geplant, sie aber nie umgesetzt haben, ist diese Erfahrung in Ihrem Unterbewusstsein gespeichert. Das bedeutet, dass Ihr Unterbewusstsein auch diesmal wieder von einem Scheitern ausgeht, sofern Sie nicht sofort mit der Veränderung beginnen. Wir handeln entsprechend unseren durchlebten Erfahrungen. War die Erfahrung in der Vergangenheit Inkonsequenz, benötigt man viel mehr Kraft, um gegen diese Erfahrung anzukämpfen. Dabei hilft eine sofortige Aktion als Grundimpuls.

B steht für Bewegung – körperlich und geistig

Eine Veränderung am Bewegungsapparat benötigt Bewegung und Wiederholung: Wenn Sie eine Veränderung initiieren, zum Beispiel ein schiefes Becken unterlagern, damit es wieder in die Symmetrie kommt, benötigt der Körper nach dem Impuls Bewegung, um die neue Haltung auch wirklich zu integrieren. Setzt man den Impuls und übt danach keine Bewegung aus, verpufft die Wirkung sehr schnell.

Beweglichkeit im Geist ist ebenso wichtig. Damit meine ich, dass Sie das, was Sie tun, auch immer wieder im Guten infrage stellen und kurz Rückschau halten, ob die Entscheidungen, die Sie getroffen haben, immer noch ihre Gültigkeit haben oder ob Sie sich neu orientieren und entscheiden dürfen.

Wenn Sie dem GIEB-Prinzip folgen, steht Ihrem Gesundheitserfolg nichts mehr im Wege. Denken Sie immer daran: Gesundheit ist eine Folge Ihrer täglichen Entscheidungen. Es gibt eine Vielzahl von Situationen, in denen Sie sich für oder gegen Ihren persönlichen Gesundheitserfolg entscheiden können. Aber übertreiben Sie es nicht. Es geht nicht darum, fanatisch darauf zu achten, immer nur das Beste für die Gesundheit zu tun und rund um die Uhr damit beschäftigt zu sein, was gesund ist und was nicht. Es geht vielmehr um ein aktives Bewusstsein und die Verantwortung Ihrem Körper gegenüber.

Mir ist wichtig, dass Sie bei allem Gesundheitsbewusstsein nicht die Leichtigkeit des Seins verlieren. Sie sollen das Leben genießen – und daher sollten zwischendurch auch mal »ungesunde« Dinge in Ordnung sein. Natürlich nur solange die gesunden Dinge überwiegen, denn sonst macht sich Krankheit oder Unwohlsein breit. Seien Sie aufmerksam, achten Sie auf die kleinen Chancen, jeden Tag einen Beitrag zu Ihrer Gesundheit zu leisten. Ich meine damit selbst Kleinigkeiten, zum Beispiel, ob Sie heute die Treppe statt den Aufzug nehmen oder ob Sie eine Runde im Park spazieren, statt sich vor den Fernseher zu setzen. Fangen Sie mit kleinen Schritten an!

Durchhalten ist die Devise

Auch wenn die eigene Gesundheit eigentlich Motivation genug sein sollte, ist es doch häufig so, dass man weitere Hilfe, Begleitung oder einen zusätzlichen Ansporn benötigt, um seine selbst gesteckten Ziele zu erreichen. Deshalb biete ich Ihnen im Folgenden einige Strategien, wie Sie es leichter schaffen durchzuhalten.

Planen Sie Ihren Erfolg

Nutzen Sie einen Kalender, um ihre täglichen »Gesundheitstermine« zu verwalten und einzuhalten. Notieren Sie darin die Maßnahmen zur Erreichung Ihres Ziels und planen Sie eine konkrete Uhrzeit beziehungsweise Zeitspanne ein. »Ich mache heute im Laufe des Tages Balanceübungen« reicht nicht. Blockieren Sie dafür genau 15 Minuten, ganz so, als würden Sie einen wichtigen beruflichen oder privaten Termin vereinbaren. Nichts sollte diesen Termin umstoßen! Nichts ist wichtiger als Ihre Gesundheit, deshalb sollten diese Termine für Sie höchste Priorität haben.

Wenn Sie – so wie ich – jemand sind, der etwas verspielt ist, gestalten Sie Ihre Gesundheitstermine gerne in einer anderen Farbe als die anderen Termine. Ihre Bestrebungen für mehr Gesundheit sollen Ihnen Freude machen, und das können Sie vor allem mit einem Wand- oder einem anderen großformatigen Kalender kreativ umsetzen, wie es Ihnen am besten gefällt. Auf diese Weise verbinden Sie die neu beschlossenen Maßnahmen mit Spaß, und das erhöht die Chancen auf Erfolg.

Vertrag ist Vertrag

Eine gute Motivationshilfe ist auch ein schriftlicher Vertrag. In meinen Seminaren lasse ich die Teilnehmer entweder mit sich selbst oder mit einem Freund oder Bekannten einen Vertrag aufsetzen und unterschreiben. In diesem Vertrag verpflichten sich die beiden Parteien, mit all ihren Kräften an der Erreichung des gesetzten Ziels mitzuwirken. Sie schreiben die dafür notwendigen konkreten Maßnahmen hinein. Der Vertrag wird gut sichtbar aufgehängt oder anderweitig präsent gemacht.

Vereinbaren auch Sie mit sich selbst schriftlich, was Sie sich konkret für Ihre Gesundheit vornehmen. Haben Sie eine Vertrauensperson, die sich bereit erklärt, Sie bei der Erreichung Ihres Ziels zu unterstützen? Umso besser! Legen Sie von vornherein Zeiten vertraglich fest, in denen sich diese Person nach Ihrem Fortschritt erkundigt, am besten nach einer Woche, drei Wochen, fünf Wochen und nach der sechsten Woche. Sollten Sie aufgrund eigener Nachlässigkeit nicht erfolgreich sein, so sollte diese Person Sie motivieren, wieder auf den richtigen Weg zurückzukehren, und Sie dabei auch unterstützen.

Gesundheit als Widmung

Manchmal ist es hilfreich, das Erreichen eines Ziels jemandem zu widmen, zum Beispiel dem Lebenspartner oder den Kindern oder einer anderen Herzensperson. Teilen Sie dieser Person mit, dass Sie ihr dieses Gesundheitsziel widmen. Dadurch wird ein Aufgeben des Ziels erschwert, denn eine Widmung möchte man schließlich nicht leichtfertig rückgängig machen.

Anker setzen

Eine Methode, die ich selbst sehr häufig anwende, ist das sogenannte Ankern, eine Technik aus der Neurolinguistischen Programmierung, kurz NLP. Ich verankere ein bestimmtes Gefühl und Handlungen mit Musik, da ich ein großer Musikfan bin. Es gibt zum Beispiel spezielle Musikstücke, die ich höre, bevor ich einen Vortrag halte, und andere, wenn ich therapiere. Damit erreiche ich, dass ich beim Hören dieser Songs sofort in der jeweiligen Betätigungsatmosphäre bin und keine lange Vorbereitung brauche, um mich einzustimmen. Auch wenn ich mir ein neues Ziel gesetzt habe und dieses visualisiere, höre ich immer dieselbe Musik. Ich setze also einen Anker zwischen dieser Musik und meiner Visualisierung. Sollte ich auf dem Weg zum Ziel Schwäche zeigen, höre ich meine Visualisierungsmusik, bin augenblicklich wieder in der richtigen Stimmung und schaffe es dann in der Regel besser, den eingeschlagenen Weg weiterzugehen.

Gehirntraining durch Visualisierung

Der Kern des GIEB-Prinzips ist es, Ihrem Gehirn neue Verhaltensweisen anzugewöhnen. Das menschliche Gehirn ist höchst komplex und leistungsstark und benötigt immer und immer wieder die richtige Information, um den für Sie richtigen Output zu liefern. Damit Sie erfolgreich gesund sein können, brauchen Sie daher tägliches Hirntraining. Wie schon Arnold Schwarzenegger auf die Frage, was das Geheimnis seines Erfolgs sei, antwortete: »Tägliches Training von Körper UND Geist.«

Sie benötigen also mentales Training genauso wie das tägliche körperliche Workout. Ihr Gehirn ist eine unglaublich kraftvolle Ressource und deshalb sollten Sie diese Kraft für sich nutzen. Eine äußerst wirkungsvolle Trainingsmethode für Ihr Gehirn ist das Visualisieren. Sie versetzen sich dabei in den Zustand, den Sie erreichen möchten. Das heißt, Sie haben Ihr Ziel mental schon erreicht und stellen sich vor, wie sich das anfühlt. Sie genießen bereits die Vorteile des erreichten Ziels in Ihrer Visualisierung. Nutzen Sie dafür alle Ihre sensorischen Rezeptoren: Hören, riechen, schmecken, tasten und fühlen Sie die Dinge, die Sie erleben, wenn Sie Ihr Ziel erreicht haben. Je intensiver Sie Ihre Sinne in die Visualisierung einbauen, umso besser ist dies für Ihr Gehirn.

Sie haben vielleicht schon gehört, dass das menschliche Gehirn nicht zwischen tatsächlich Gesehenem und Visualisiertem unterscheiden kann. Für das Gehirn sind beide Erlebnisse gleich stark. Wenn also Ihr mentaler Fokus klar und stark ist, werden Ihnen Ihre Handlungen umso leichter fallen, denn Ihr Gehirn will das bereits Visualisierte erreichen.

Für die Visualisierung sollten Sie sich, ähnlich wie bei der Qualitätspause, einen ruhigen Ort suchen, an dem Sie nicht gestört werden. Ich selbst nutze sehr gerne eine geführte Visualisierung eines Spezialisten auf diesem Gebiet: Bob Doyle. Die spezielle Visualisierung, die ich mache, heißt »Experiential Meditation«. Ich habe die Erlaubnis von Bob Doyle, den Text der Visualisierung hier abzudrucken. Ich habe ihn ins Deutsche übertragen, auch wenn ich ihn nicht genauso kraft- und wirkungsvoll finde wie das Original. Um den vollen Effekt zu erleben, empfehle ich Ihnen, die gesprochene und vertonte Originalversion von Bob Doyle zu erwerben. Sie können dies unter boundlessliving.com tun.

ERLEBNISMEDITATION VON BOB DOYLE

Richten Sie zu Beginn Ihre Aufmerksamkeit auf Ihre Atmung.

Atmen Sie in vollen Zügen und ganz natürlich, konzentrieren Sie sich nur auf Ihre Atmung.

Wenn Sie merken, dass Ihre Gedanken zu wandern beginnen, lenken Sie Ihre Aufmerksamkeit zurück auf Ihre Atmung.

Bleiben Sie für einige Minuten in diesem Zustand, um sich vollständig zu entspannen.

Geben Sie sich dem natürlichen Ablauf hin und lassen Sie reinigenden Sauerstoff durch Ihren Körper fließen.

Achten Sie bewusst auf die Pausen zwischen Ihren Atemzügen. Auf den Zeitpunkt, wenn Einatmen zu Ausatmen und Ausatmen zu Einatmen wird.

Ihre Aufmerksamkeit bleibt auf Ihre Atmung gerichtet.

Machen Sie sich bewusst, wie es sich anfühlt, physisch in Ihrem gegenwärtigen Zustand zu existieren.

Nehmen Sie von Kopf bis Fuß wahr, wie es sich anfühlt, körperlich gegenwärtig zu sein.

Stellen Sie sich Ihr Selbst als ein glühendes Wesen voller Energie vor. Die Energie nimmt die Form Ihres Körpers an, aber nur, weil Sie sie gerade so gestalten.

Stellen Sie sich jetzt vor, wie Ihr Körper sich in die Atomteilchen, aus denen er besteht, auflöst. Es fühlt sich an wie ein Summen oder Vibrieren in Ihrem ganzen Körper, fast schon elektrisch. Das Summen dieser Energie verleiht Ihnen ein Gefühl von Leichtigkeit und Freiheit.

Ihnen wird bewusst, dass Sie diese Energie sind, mit unzähligen Möglichkeiten, sie zu erfahren, die nur durch Ihre Gedanken bestimmt werden, die das Meer an Energie um Sie herum zu dem machen, was Sie als Ihre Realität wahrnehmen.

Erschaffen Sie jetzt ein Bild von Ihrem erfüllten Wunsch. Richten Sie Ihre ganze Aufmerksamkeit auf dieses Bild aus allen drei Dimensionen. Nehmen Sie sich Zeit, so viele Details wie möglich zu betrachten.

Sie stellen sich Ihren Wunsch nicht länger nur vor – Sie erleben ihn als erfüllt. Mit dieser inneren Gewissheit sehen Sie, was Sie gerade sehen: Ihr Wunsch ist erfüllt.

In hellen Farben sehen Sie diese neue Realität, die Sie erschaffen haben, indem Sie einfach nur Ihr Bewusstsein verschoben haben. Sie müssen sich nicht fragen, ob Sie das wirklich sehen. Das ist die alte Denkweise.

Sie sehen das Bild nicht wie auf einem Bildschirm. Sie sind in dem Bild, es umgibt Sie. Natürlich sehen Sie es, es ist direkt vor Ihnen in der Wirklichkeit, nicht in Ihrer Vorstellung.

Nehmen Sie sich einen Moment Zeit, um dieses Bild zu schärfen und weiterzuentwickeln.

Suchen Sie sich in dieser Realität etwas, das Sie berühren können. Berühren Sie es und fühlen Sie die Beschaffenheit seiner Oberfläche. Nehmen Sie seine Struktur bewusst wahr. Fühlen Sie seine Temperatur: kalt, warm.

Berühren Sie so viele Dinge wie möglich, die die Erfüllung Ihres Wunsches darstellen, und nehmen Sie den physischen Kontakt bewusst wahr.

Hören Sie alle Geräusche, die mit dem Erleben Ihres jetzt erfüllten Wunsches zusammenhängen. Sie umgeben Sie von allen Seiten. Sie kommen nicht von vorn wie im Fernsehen oder existieren nur in Ihrer unausgesprochenen Vorstellung, sondern sind wirklich da, jetzt. Sie sehen, fühlen und hören jetzt Ihren erfüllten Wunsch.

Wie steht es um die Gerüche? Denken Sie an alle Aromen, die Sie mit Ihrem erfüllten Wunsch verbinden. Füllen Sie Ihr Selbst mit jedem Aroma, das Sie finden können. Atmen Sie dabei tief ein und langsam wieder aus.

Atmen Sie erneut ein und nehmen Sie die Wirklichkeit Ihrer Erfahrung in Ihr Selbst auf. Halten Sie einen Moment inne und erlauben Sie es Ihrer Realität, Sie ganz zu durchdringen. Atmen Sie langsam aus.

Wenn es einen Geschmack gibt, der mit Ihrem Wunsch verbunden ist, fügen Sie diesen Ihrer Erfahrung hinzu. Wenn möglich, bringen Sie die Aromen dieser Erfahrung ein.

Versuchen Sie, jeden sensorischen Rezeptor in Ihrem Körper aufzuwecken, und lassen Sie sie Ihre neue Realität vollständig erleben.

Wie fühlen Sie sich? Vertiefen Sie die Gefühle, die Sie in diesem Moment empfinden, in dem Ihr Wunsch erfüllt wurde. Lassen Sie diese Gefühle noch größer und stärker, noch aufgeregter und freudiger werden.

Entsenden Sie jetzt die Energie tiefer Dankbarkeit dafür, dass Ihr Wunsch so vollständig und perfekt erfüllt wurde. Danken Sie dafür, mit immer größer werdender Inbrunst, und fühlen Sie, wie die Dankbarkeit aus Ihnen fließt – hinaus ins Universum, als Bezahlung für diesen erfüllten Wunsch.

Leben Sie die vollständige Sinneserfahrung Ihres erfüllten Wunsches weiter.

Genießen Sie das Wissen, dass Sie eine neue und erfüllende Realität erschaffen haben, in die Sie jetzt eintreten können.

Erfolgreich gesund in sechs Schritten

Das Sechs-Schritte-Programm für eine erfolgreiche Gesundheit:

1. Folgen Sie dem GIEB-Prinzip.
2. Formulieren Sie einen Vertrag oder eine Widmung.
3. Definieren Sie klare Zeiten für Ihre gesunden Handlungen. Schreiben Sie sich exakte Zeitpunkte auf und platzieren Sie Ihren Gesundheitsplan so, dass Sie immer einen Blick darauf haben.
4. Kreieren Sie positive Rituale und hilfreiche Angewohnheiten.
5. Halten Sie durch!
6. Feiern Sie!

Nachdem Sie sechs Wochen lang durchgehalten haben und erfolgreich gesünder geworden sind, haben Sie allen Grund zu feiern. Das sollten Sie auch tun. Nach getaner Arbeit soll eine Belohnung folgen. Sie können sehr stolz auf sich sein, dass Sie es geschafft haben!

Und jetzt?

Nachdem Sie die ersten Schritte in Richtung einer erfolgreichen Gesundheit getan haben, können Sie andere Menschen dazu ermuntern, ebenfalls erfolgreich gesund zu werden. Werden Sie zum Vorbild! Mein persönliches Ziel ist es, so viele Menschen wie möglich zu erreichen und ihnen ihre Gesundheitskompetenz zurückzugeben. Je mehr Menschen sich für ihre Gesundheit entscheiden, umso besser ist dies für uns alle.

Gesundheit ist ein essenzieller Bestandteil von Zufriedenheit, Freude und Glück.

Ich freue mich, wenn ich Ihnen auf Ihrem Gesundheitsweg helfen konnte, und würde mich auch über ein paar Zeilen von Ihnen freuen, wenn Sie mir Ihre Erfolgsgeschichte mitteilen möchten. Auf der Website www.koerperlogikverstehen.at finden Sie weitere Informationen und Anregungen.

Literaturempfehlungen

Batmanghelidj, Fereydoon: *Sie sind nicht krank, Sie sind durstig.* Kirchzarten: VAK, 2016

Batmanghelidj, Fereydoon: *Wasser – die gesunde Lösung.* Kirchzarten: VAK, 2014

Bauer, Joachim: *Das Gedächtnis des Körpers.* München: Piper, 2013

Fliesser, Helmut, Fliesser, Margarethe und Nagiller, Rudolf: *Wohlbefinden.* Salzburg: Residenz, 2004

Garten, Hans: *Lehrbuch Applied Kinesiology. Muskelfunktion – Dysfunktion – Therapie.* München: Elsevier GmbH (Urban & Fischer), 2011

Gerz, Wolfgang: *Lehrbuch der Applied Kinesiology (AK) in der naturheilkundlichen Praxis.* München: Akse, 2001

Grillparzer, Marion: *KörperWissen.* München: Gräfe und Unzer Verlag, 2006

Hüther, Gerald: *Bedienungsanleitung für ein menschliches Gehirn.* Hamburg: Vandenhoeck & Ruprecht, 2010

Juhan, Deane: *Körperarbeit.* München: Knaur, 1999

Larsen, Christian: *Die zwölf Grade der Freiheit.* Petersberg: Via Nova, 2007

Ornstein, Robert: *Evolution des Bewusstseins: Ursprung und Perspektiven.* Kirchzarten bei Freiburg: VAK, 1996

Peeter, Luc und Lason, Grégoire: *Das Becken. Handbuch für die Osteopathie.* Gent: OSTEO, 1993

Pschyrembel, Willibald: *Pschyrembel Klinisches Wörterbuch.* Berlin: Walter de Gruyter, 2017

Rolf, Ida P.: *Rolfing. Strukturelle Integration, Wandel und Gleichgewicht der Körperstruktur.* München: Irisiana, 1997

Schünke, Michael, Schulte, Erik, Schumacher, Udo, Voll, Markus und Wesker, Karl: *Prometheus Lernatlas der Anatomie: Allgemeine Anatomie und Bewegungssystem.* Stuttgart: Thieme, 2014

Thorbrietz, Petra: *Gesundheit aus dem Darm*. München: Zabert Sandmann, 2003

Todd, Mabel: *Der Körper denkt mit. Anatomie als Ausdruck dynamischer Kräfte*. Göttingen: Hogrefe, 2017

Upledger, John E.: *Auf den inneren Arzt hören*. München: Irisiana, 2013

Upledger, John E.: *SomatoEmotionale Praxis der CranioSacralen Therapie: SomaoEmotional Release*. Stuttgart: Karl F. Haug, 2017

Walther, David S: *Applied Kinesiology: Volume I, Basic Procedures and Muscle Testing*. Peublo: SDC, 1981

Weiterführende Webadressen und Kooperationspartner

www.breathwalk.de – Deutschsprachige Website zum BreathWalk

www.fliesser.com – Dr. Helmut Fliesser, Orthopädie und orthopädische Chirurgie, Linz

www.johannesrandolf.com

www.koerperlogikverstehen.at

www.meirhofer.com – Hans und Martina Meirhofer

www.ncmt.at – Website zur therapeutischen Ausbildung von Johannes Randolf (mit Therapeutenliste)

www.praxis-roemerstrasse.at

www.upledger.de und www.upledger.at – Verband der Craniosacral-Therapeuten in Österreich (mit Therapeutenliste)

Quellen

1 Nicht zu verwechseln mit der Angewandten Kinesiologie, wie wir sie im deutschsprachigen Raum kennen und erleben. Weitere Informationen über AK und die Unterschiede zur Angewandten Kinesiologie finden Sie auf www.applied-kinesiology.org.

2 Diese Rechnung gilt nicht für Menschen, die aufgrund einer Therapie, einer Krebserkrankung, einer Nierenerkrankung oder Ähnlichem nur eine bestimmte Menge Wasser zu sich nehmen dürfen.

3 Tennis- beziehungsweise Golfarm ist die Bezeichnung einer schmerzhaften Entzündung am Ellbogengelenk.

4 Vgl. Peeter/Lason: *Das Becken. Handbuch für die Osteopathie.* S. 141–144.

5 Faszien sind Bindegewebshäute, die unter anderem jeden einzelnen Muskel überziehen und auch die Muskeln miteinander verbinden; siehe auch Seite 137.

6 Gyrotonic, Gyrotonic Expansion System, Gyrokinesis und Gyrotoner sind eingetragene Warenzeichen der Gyrotonic Sales Corp. und werden mit deren Genehmigung erwähnt.

7 Seed – englisch für Saatgut, aus dem eine Pflanze wächst. In diesem Saatgut ist bereits die Kraft vorhanden, die die Pflanze benötigt, um nachzuwachsen und sich in der Erde zu verwurzeln.

8 Die NASA hat sich vor einiger Zeit intensiv mit den Schädelknochen beschäftigt und die Beweglichkeit bestätigt und gemessen.

9 Vgl. Rolf: *Rolfing. Strukturelle Integration.*

10 Upledger, John E.: *Auf den inneren Arzt hören.* München: Irisiana, 2013

11 Unter neuronaler Plastizität versteht man die Eigenart von Synapsen, Nervenzellen oder auch ganzen Hirnarealen, sich zwecks Optimierung laufender Prozesse nutzungsabhängig in ihrer Anatomie und Funktion zu verändern.

Über den Autor

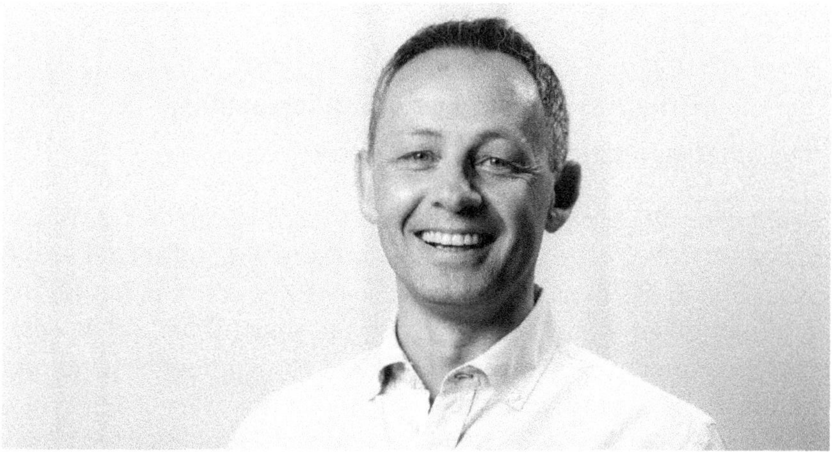

Johannes Randolf ist Physiotherapeut mit Zusatzausbildungen in Osteopathie, Applied Kinesiology und der amerikanischen Chiropraktik sowie zertifizierter Trainer für Gyrotonic Expansion System® und Master Trainer für Gyrokinesis®. Er lehrt Tanz an der Anton-Bruckner-Universität Linz und betreibt eine Praxis für Physiotherapie, in der er auch Spitzensportler betreut. 2018 erschien bei riva sein Buch *Crawling Fitness*.

Vorträge und Seminare mit Johannes Randolf

Sie sind an einem Vortrag oder einem Workshop für sich oder Ihre Mitarbeiter interessiert? Sie möchten Ihren Mitarbeitern gerne bahnbrechende Gesundheitsinformationen zukommen lassen? Sie wünschen sich einen Gesundheits-Workshop, der nicht nur Information, sondern auch aktive Schritte bietet? Sie möchten gerne das Thema Gesundheit lustig, spannend und motivierend erleben?

Dann ist ein Vortrag und/oder ein Workshop mit Johannes Randolf das Richtige! Weitere Informationen finden Sie unter www.ltr.at und www.johannesrandolf.com.

Therapeutische Ausbildung für Körpertherapeuten, Physiotherapeuten, Masseure und Ärzte

Sie sind von der Körperlogik begeistert und möchten dieses Wissen (und noch vieles mehr) in Ihrer Arbeit nutzen? Sie sind auf der Suche nach einer Therapieform, die Ihnen stets einen roten Faden für die einzelnen Behandlungsschritte bietet? Sie sind auf der Suche nach einer Therapieform, bei der Sie in jedem Moment der Behandlung wissen, ob Sie das tun, was Ihr Patient braucht?

Dann ist NCMT, die neuromuskuläre Challenge- und Mobilisationstherapie, das Richtige für Sie. Mithilfe von NCMT

- erkennt der Therapeut rasch die Ursache von chronischen Schmerzzuständen,
- kann der Therapeut sofort die Wirksamkeit seiner Arbeit überprüfen,
- stellt sich der Erfolg rascher ein,
- reduziert sich die Anzahl der benötigten Therapien/Sitzungen,
- hat der Therapeut immer einen roten Faden zur Behandlungsstrategie,
- kann der Patient/Klient den Heilungserfolg besser nachvollziehen.

Patienten und Therapeuten zeigen sich gleichsam von der Wirksamkeit und des rasch erzielten Erfolgs begeistert. Weitere Informationen finden Sie auf: www.ncmt.at.

Danksagung

Mein Dank gilt ganz besonders den folgenden Personen:

Meiner lieben Frau Randi für ihre Geduld und Unterstützung während der Arbeit an diesem Buch. Ohne ihre Fragen, kritischen Einwände und ihr Talent, meine Inhalte logisch zu ordnen, wäre dieses Buch nicht das, was es nun geworden ist. Vielen Dank für all die wunderbaren Jahre, in denen wir zusammen leben, lieben und wachsen durften. Durch dich und mit dir bin ich der Mensch geworden, der ich heute bin. In tiefer Liebe und Dankbarkeit!

Meinen Kindern Aaron und Lilly, deren Liebe mich stets begleitet und durch die ich täglich lernen darf. Es ist jeden Tag aufs Neue wundervoll, euer Vater sein zu dürfen.

Meinen Eltern, Renate und Gerhard Randolf, die mich in meinem Leben stets unterstützt und immer an mich geglaubt haben. Ohne euren Rückhalt könnte ich nicht ein so tolles Leben genießen. Danke für eure Liebe und eure Toleranz!

Meinem lieben Freund und Mentor Hans Meirhofer. Ich kann mit Bestimmtheit sagen, dass ich ohne dich nicht da wäre, wo ich heute bin. Ich danke dir für jede Stunde, die ich mit dir und Martina verbringen durfte, in der wir geistig beflügelt unseren Inspirationen und Ideen freien Lauf gelassen haben. Du bist ein seltener kreativer Freigeist mit Charisma.

Meinem Freund und Geschäftspartner Werner Labner, der mich in meiner Tätigkeit stets bestärkt und immer unterstützt hat. Mit deiner Hilfe entwickelte sich mein Berufsleben in die Richtung, die ich mir gewünscht hatte – danke!

Meinem Freund Dr. Helmut Fliesser, der mir vom ersten Tag als Physiotherapeut sein Vertrauen geschenkt und mich und meine Arbeit stets liebevoll unterstützt hat. Ich danke dir für die vielen Jahre der Zusammenarbeit und dafür, dass du mich immer in meiner Arbeit bestärkt hast!

Meinen lieben Kollegen in unserer Praxis in der Römerstraße: Ihr seid ein tolles Team und ich bin stolz, mit euch arbeiten zu dürfen.

Unserer lieben »Praxisfee« Isolde Jäger, die mich und uns stets unterstützt hat und mir auch eine gute und wichtige Freundin geworden ist.

Danijela Tolanov-Vogel für die fantastischen Illustrationen, die vieles in meinem Buch erst richtig anschaulich und somit verständlich machen. Tausend Dank für dein Engagement!

Christian Hofer für die tollen Fotos, die wir in so kurzer Zeit machen konnten. Danke für deine Unterstützung, deine Professionalität und deine Freude bei der Arbeit!

Richard und Maria Kirchner für die unkomplizierte Hilfe und den unermüdlichen Einsatz bei den Fotoshootings für dieses Buch. Vielen Dank für eure Unterstützung!

Dr. Fred Eckhard von der Erika-Klütz-Schule in Hamburg für seine liebevolle Unterstützung in meinen Anfängen und für die Idee zu »Tanzender Anatomie«. Das war der Beginn meiner Vortragstätigkeit und stellt auch heute noch die Basis meiner Seminare und Vorträge dar. Vielen Dank!

Meinen Patienten und Seminarteilnehmern, die mir in all den Jahren ihr Vertrauen geschenkt haben.

Meinen Tanzstudenten an der Anton-Bruckner-Privatuniversität, die mich mit ihren Fragen gelöchert und mich dadurch angehalten und bestärkt haben, noch tiefer zu forschen und noch mehr zu lernen. Ich bedanke mich bei euch auch für die Freude, die ich mit euch teilen durfte und immer noch darf.